Springer Patientenratgeber

Springer-Verlag Berlin Heidelberg GmbH

Marcus Oehlrich
Nicole Stroh

Internetkompass Krebs

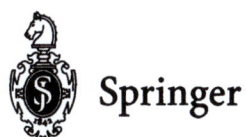

Marcus Oehlrich
Nicole Stroh

Eisenacher Straße 8
D-64560 Riedstadt

Die Deutsche Bibliothek – CIP-Einheitsaufnahme
Oehlrich, Marcus:
Internetkompass Krebs / Marcus Oehlrich ; Nicole Stroh. -
Berlin ; Heidelberg ; New York ; Barcelona ; Hongkong ; London ;
Mailand ; Paris ; Singapur ; Tokio : Springer, 2001
ISBN 978-3-540-41105-5   ISBN 978-3-642-56773-5 (eBook)
DOI 10.1007/978-3-642-56773-5

Dieses Werk ist urheberrechtlich geschützt. Die dadurch begründeten Rechte, insbesondere die der Übersetzung, des Nachdrucks, des Vortrags, der Entnahme von Abbildungen und Tabellen, der Funksendung, der Mikroverfilmung oder der Vervielfältigung auf anderen Wegen und der Speicherung in Datenverarbeitungsanlagen, bleiben, auch bei nur auszugsweiser Verwertung, vorbehalten. Eine Vervielfältigung dieses Werkes oder von Teilen dieses Werkes ist auch im Einzelfall nur in den Grenzen der gesetzlichen Bestimmungen des Urheberrechtsgesetzes der Bundesrepublik Deutschland vom 9. September 1965 in der jeweils geltenden Fassung zulässig. Sie ist grundsätzlich vergütungspflichtig. Zuwiderhandlungen unterliegen den Strafbestimmungen des Urheberrechtsgesetzes.

Springer-Verlag Berlin Heidelberg New York ist ein Unternehmen der BertelsmannSpringer Science + Business Media GmbH

http://www.springer.de

© Springer-Verlag Berlin Heidelberg 2001
Ursprünglich erschienen bei Springer-Verlag Berlin Heidelberg New York 2001

Die Wiedergabe von Gebrauchsnamen, Handelsnamen, Warenbezeichnungen usw. in diesem Werk berechtigt auch ohne besondere Kennzeichnung nicht zu der Annahme, daß solche Namen im Sinne der Warenzeichen- und Markenschutz-Gesetzgebung als frei zu betrachten wären und daher von jedermann benutzt werden dürften.

Umschlaggestaltung: design & production, Heidelberg
Gestaltungskonzept und Satzarbeiten: de'blik, Berlin
SPIN 10784290   22/3130 – 5 4 3 2 1 0

Vorwort

In Deutschland erkranken jährlich über 340.000 Menschen an Krebs (Quelle: Krebs in Deutschland, http://www.rki.de/). Rein statistisch gesehen bedeutet dies einen Krebskranken in jeder 3. Familie. Die Ursachen für Krebskrankheiten sind vielfältig, jedoch heute den meisten geläufig: Bekanntermaßen stellen Umweltbelastungen, ungesunde Ernährung und natürlich das Rauchen bzw. übermäßiger Alkoholkonsum bedeutende Risikofaktoren dar. Zudem wurde in den letzten Jahren der Einfluss weiterer Faktoren erforscht, die das Risiko, an Krebs zu erkranken, deutlich erhöhen: Dies sind zum einen genetische (also vererbte) Veranlagungen (man spricht hier von Onkogenen und Tumorsuppressorgenen) und zum anderen Infektionen mit bestimmten Viren oder Bakterien wie z.B. Papillomviren oder Helicobacter pylori. Bei der Beurteilung der Zahl der Neuerkrankungen ist auch zu beachten, dass heute die diagnostischen Methoden ausgefeilter sind als noch vor einigen Jahren: Eine Krebserkrankung wird vom Arzt tendenziell schneller als solche erkannt – auch wenn den gewachsenen diagnostischen nicht immer ausreichende therapeutische Möglichkeiten gegenüberstehen. Zudem steigt die durchschnittliche Lebenserwartung der Menschen, so dass dem sog. Alterskrebs eine größere Bedeutung zukommt.

Trotz dieser großen Bedeutung, die Krebs somit leider besitzt, ist das Wissen um diese Krankheit in der Bevölkerung jedoch nicht sehr ausgeprägt. Gerade Patienten und deren Angehörige fühlen sich – so zeigen Befragungen – nicht ausreichend informiert. In den vergangenen Jahren sind jedoch zwei interessante Tendenzen zu beobachten gewesen: Zum einen hat sich bei den Patienten eine begrüßenswerte *Mündigkeit* gegenüber den Ärzten entwickelt. Sie möchten die Ursachen ihrer Krankheit sowie die angewendeten und möglichen Behandlungsmethoden besser kennen und verstehen. Zum anderen trägt nicht zuletzt die *rasche Verbreitung des Internet* (in Deutschland gibt es derzeit ca. 15 Mio. Internet-Nutzer) dazu bei, dieses Informationsbedürfnis zu befriedigen.

Man könnte einwenden, dass der Patient sich mit seinen Fragen doch ausschließlich an den behandelnden Arzt wenden solle. Dieser kenne doch am besten seine Erkrankung und seine Krankengeschichte. Warum sollte sich der Patient dann woanders informieren? Aus vielfältiger Erfahrung wissen wir, dass die Information des Patienten durch seinen Arzt gerade bei dieser schwerwiegenden Krankheit nicht zufriedenstellend ist. Der Grund dafür liegt nicht etwa darin, dass selbstgefällige Ärzte ihre Patienten für dumm halten und sie nicht informieren wollen (obwohl wir hierzu auch den einen oder den anderen Fall kennen). Vielmehr besteht das Hauptproblem in dem bestehenden Wissensgefälle zwischen Arzt und Patienten. Der Patient weiß oft gar nichts über diese Krankheit. Das Wissensgefälle ist anfangs so groß, dass es für beide Seiten unüberwindlich erscheint. Der Arzt kann sich einfach nicht die Zeit nehmen, den Patienten umfassend zu informieren. Schließlich müsste er ihm zuerst erläutern, was »Krebs« eigentlich ist. Darüber hinaus scheut sich der Patient davor, den Arzt mit seinen Fragen zu belästigen. Gerade wenn er nicht über gewisse Grundkenntnisse bzgl. seiner Krankheit verfügt, ist es ihm auch nicht möglich, die richtigen Fragen zu stellen. Wie soll dann aber der Arzt erkennen, was der Patient wissen möchte?

Das Internet bietet hier eine einmalige Chance. Gerade durch das rasante Wachstum der Zahl der Internet-Anschlüsse *und* der Menge der abrufbaren Informationen ist es einerseits mehr Menschen möglich, das Internet als Informationsmedium zu nutzen, andererseits können diese aus einer ungeheuren Fülle an Informationen schöpfen. Anders als Bücher bietet das Internet tagesaktuelle, beinahe kostenlose Informationen und völlig neuartige Möglichkeiten der Informationsauswahl. Es bietet v. a. auch neue Informations- und Kommunikationsformen (Suchmaschinen, e-Mail, Foren etc.), die es dem Patienten erleichtern, sich zu informieren und sich mit anderen auszutauschen. Denn Informationen können innerhalb von Sekunden abgerufen und im Lichte der Informationswünsche bewertet werden. Gegebenenfalls kann man anschließend nach besseren Informationen suchen. Man kann seine Informationswünsche also ständig mit dem vorhandenen Informationsangebot abgleichen. Elektronische Post (e-Mail) und Diskussionsrunden (Foren) ermöglichen *jederzeit* den Erfahrungs- und Informationsaustausch mit anderen Menschen. Letztendlich kann das Internet das Gespräch mit dem Arzt jedoch nicht ersetzen; es kann das Gespräch aber vorbereiten und ergänzen. Ein großer Vorteil des Internet – seine Fülle von Informationen – ist gleichzeitig auch ein großer Nachteil. Wie findet man die gewünschten Informationen? Wie soll man suchen? Was muss man dabei beachten?

Das vorliegende Buch versucht, Patienten und Angehörige bei der Nutzung der dargestellten Chancen zu unterstützen, indem es diese und ähnliche Fragen vorwegnimmt und beantwortet. Für diejenigen, die nur über wenig Erfahrung mit dem Internet verfügen, bietet es zunächst eine kurze themenspezifische Einführung in das Internet sowie in den effizienten Umgang mit Suchmaschinen und Verzeichnissen. An dieser Stelle möchten wir uns für die teilweise saloppe Sprache entschuldigen. Die ist aber notwendig, damit das Buch seinen Zweck erfüllen kann und nicht überladen wird mit irgendwelchen Streitigkeiten, die den Hilfesuchenden überhaupt nicht interessieren. Wenn wir etwa von der »Schulmedizin« sprechen, so ist das natürlich sehr verallgemeinernd. Wir versuchen jedoch, dieses Wort neutral zu verwenden, da wir mit unserem Buch keine Wertung über verschiedene Anschauungen geben möchten. Die endgültige Entscheidung für oder gegen eine bestimmte Therapie liegt beim Patienten selbst. Vielleicht mag der eine oder andere Kritiker durch die Tatsache besänftigt werden, dass dieses Buch im deutschen und englischsprachigen Raum der erste Versuch seiner Art ist. Doch es ist zumindest ein Anfang.

Abschließend möchten wir uns bei all denjenigen bedanken, die durch ihre Aufgeschlossenheit und Unvoreingenommenheit dieses Buch möglich gemacht haben. Dem Springer-Verlag und ganz besonders Frau Dr. med. Annette Zimpelmann danken wir für die herzliche und konstruktive Zusammenarbeit.

Marcus Oehlrich, Nicole Stroh   Darmstadt, im Oktober 2000

Inhaltsverzeichnis

I Einleitung
Der Umgang mit dem Arzt 1
Warum Sie sich selbst informieren sollten 4
Wie man das Buch nutzen sollte 10

II Was ist Krebs?
Die Bedeutung der Diagnose Krebs 12
Wenn eine Zelle entartet... 13
... und weitere entartete Tochterzellen entstehen 14
Warum Krebs so gefährlich ist 15
Wodurch Krebs entstehen kann 17
Welche Krebsarten vorkommen können 19

III Wie funktioniert das Internet?
Was ist das Internet? 23
Wie gelangt man ins Internet?......................... 25
Wie benutzt man den Browser? 27
Wie sind Adressen von Internet-Seiten aufgebaut? 30
Was ist eine Homepage? 32
Wie ist die Adresse einer einzelnen Seite aufgebaut? 34
Wie funktioniert e-Mail (elektronische Post)?............ 35
Wie sucht man im Internet? 40
Inwieweit ist im Internet Anonymität gewährleistet? 46
Was sind Cookies? 47
Welche sonstigen Sicherheitsprobleme bestehen? 48

IV Die Krebs-Informationssuche im Internet

Vorbemerkungen zum Umgang mit dem Internet 53
Behandlungstagebuch 62
Die Suche von Internet-Seiten mit Hilfe
von Suchmaschinen 65
Wichtige Tipps zur Suche und mögliche Fehler 84
Beispiel: Suche in einem Verzeichnis 87
Beispiel: Suche mit Suchmaschinen 88
So können Sie sich vor unseriösen Internet-Seiten
schützen 90
Kommunikation und Information über e-Mail 94
Mailinglisten 97
(Diskussions-)Foren 99
Die Suche von Büchern und Broschüren
mit Hilfe des Internet 101
Die Suche von Fachartikeln mit Hilfe der »MedLine« 108
Die Suche nach persönlicher Beratung 110
Aktive Suche durch eigene Internet-Seiten 112

V Wie man Informationen zu verschiedenen Themenbereichen finden kann

Diagnose 114
Therapie.. 121
Krebsforschung und neue Therapien 126
Alternative Therapien 138
Kliniken, Tumorzentren und Ärzte 142
Zweitmeinung 145
Selbsthilfegruppen und Erfahrungsaustausch 147
Nachsorge 149
Palliative Therapie und Hospize 149
Soziale, finanzielle und rechtliche Fragen 151

VI Verzeichnisse

Verzeichnis der Internet-Adressen 154
Thesaurus 171
Sachverzeichnis 178

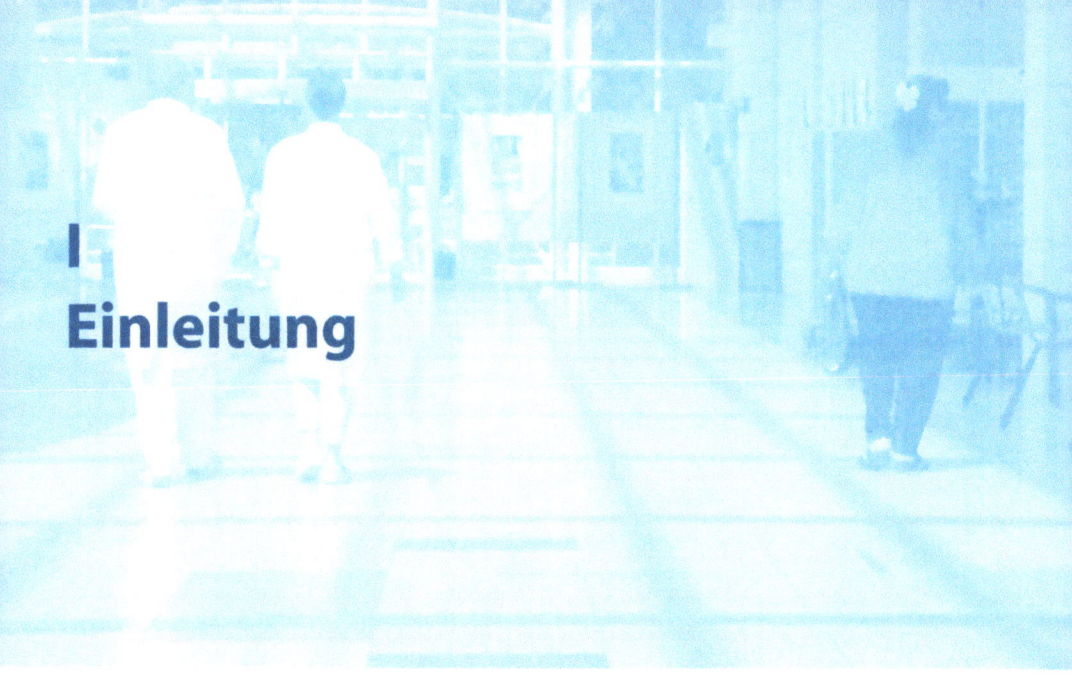

I Einleitung

Der Umgang mit dem Arzt

Ein Arzt hat uns gegenüber einmal erklärt, er kenne 3 verschiedene Verhaltensweisen von Patienten: Die Mehrzahl seiner Patienten sitze ihm wortlos gegenüber und stimme jedem seiner Vorschläge hinsichtlich des Therapieplanes vorbehaltlos zu. Diese Art der Zustimmung jedoch, die *ihm* die ganze Entscheidung auferlege, belaste ihn sehr. Schließlich sei in den meisten Fällen ja offensichtlich, dass dieses Verhalten nur aus der ungenügenden Information des Betroffenen herrührt. Er findet es schade, dem Patienten seine Entscheidung »aufzwingen« zu müssen und ihn damit in seiner Freiheit einzuschränken. Der 2. Typ der Patienten lehne seine Vorschläge ab, was – so gibt er zu – bei ihm eine Art Abwehrverhalten auslöse. In dieser Situation fühle er sich als Fachmann zurückgesetzt. Dann müsse er sich bei dem Gedanken ertappen, dass sein Patient keine *freie* Entscheidung getroffen habe, sondern eine *schlecht informierte*. Er bekommt hier die Freiheit des Patienten zu spüren, die sich scheinbar gegen ihn richtet. Andere Patienten (*3. Typ)*, deren Erkrankung schon weit fortgeschritten ist, signalisieren ihm deutlich, dass sie einfach nicht mehr die Kraft zu einer weiteren, belastenden Behandlung haben. Natürlich spüre er den Willen des Patienten, aufzuhören und in Ruhe gelassen zu werden; er fühlt sich jedoch andererseits *verpflich-*

Dem Arzt die eigenen Wünsche mitteilen

Das Internet als Mittler zwischen Arzt und dem Patienten nutzen

tet, seine Freiheit zu beschränken – er könne doch als Arzt nicht einfach aufgeben.

Seine Aussage zeigt, in welchem Spannungsfeld sich dieser Arzt befindet. Einerseits wünscht er grundsätzlich die Freiheit und Mündigkeit des Patienten (Fall 1); andererseits ist es für ihn am einfachsten, wenn der Patient seinen Vorschlägen einfach zustimmt. Wie der Fall 2 zeigt, ist es für viele Ärzte ungewohnt, mit Patienten einen echten Dialog zu führen, also auch einmal mit ihm zu diskutieren. Im 3. Fall zwingt ihn die Auffassung der Medizin als eine Handlungswissenschaft dazu zu handeln – ein Mediziner erforscht zwar auch Krankheiten, seine eigentliche Aufgabe ist es jedoch, diese zu behandeln. Er kann nicht einfach nur über Befunde und Krankheitsverlauf informieren und abwarten. Um es gleich vorweg zu sagen: Es gibt keine »richtige« Verhaltensweise gegenüber dem Arzt, sondern nur vernünftige Anhaltspunkte. Auf jeden Fall liegt es in der Hand des Patienten, inwieweit er von seinem Recht Gebrauch machen will, an *existentiellen Entscheidungen* seines Lebens teilzuhaben. Wie man schon an unserer Wortwahl erkennen kann, sind wir der Ansicht, dass Patienten sich möglichst stark beteiligen sollten. Auf der anderen Seite sind wir uns natürlich bewusst, dass nicht jeder dies will oder dazu in der Lage ist. Mit unserem Buch möchten wir diejenigen unterstützen, die sich für eine Mitwirkung entschieden haben, jedoch nicht wissen, wie sie dies bewerkstelligen sollen. Um entscheiden zu können, benötigt der Patient die notwendigen Informationen – doch woher erhält er sie. Vom Arzt? Das Wissensgefälle, das zwischen Arzt und Patient besteht, wirkt wie eine unüberwindbare Sprachbarriere. Außerdem gibt es sehr wenige Ärzte, die hierfür die notwendige Zeit aufbringen. Da ist die Information durch Selbsthilfegruppe und andere Betroffene schon viel einfacher; wie findet man aber solche Gruppen? Wie bereits im Vorwort gesagt, eignet sich das Internet aus vielfältigen Gründen für die Selbstinformation von Betroffenen. Es kann das Verhältnis zwischen Arzt und Patient nachhaltig unterstützen und damit zu einer angemessenen Behandlung und einem besseren Umgang mit der Krankheit führen.

Auf keinen Fall sollten die eigenen Aktivitäten wie beispielsweise die Nutzung des Internet dazu führen, dass das Verhältnis zum Arzt leidet. Im Gegenteil sollte es diese Beziehung unterstützen. Denn nur durch ausreichende Information sind Sie dazu in der Lage, das Gespräch mit Ihrem Arzt effektiv zu nutzen.

Alle Fragen, Kommentare und Wünsche, die Sie haben, sollten Sie an Ihren Arzt richten. Er ist derjenige, der am ehesten dazu in der Lage ist, Ihnen zu antworten. Lassen Sie sich dabei nicht zu sehr von seiner fachlichen Autorität einschüchtern. Manche Ärzte signalisieren ihren Patienten deutlich, dass sie nicht gewillt sind, Sachverhalte ausführlich zu erklären oder Fragen ausführlich zu beantworten. Er sollte Ihnen beim Stellen der Fragen helfen und nicht über Ihre unfachliche Ausdrucksweise lächeln. Schreiben Sie am besten Ihre Fragen vor dem Gespräch auf und notieren Sie sich während des Gespräches die Antworten. Lassen Sie sich Fachbegriffe aufschreiben; dies ist sehr wichtig, falls Sie ein Behandlungstagebuch *[S. 62]* führen wollen. Stellen Sie sicher, dass das Gespräch ohne Zeitdruck und ungestört ablaufen kann. Lassen Sie sich für wichtige Gespräche keine Termine zwischen »Tür und Angel« geben, am günstigsten ist der letzte Termin am Abend. Gerade im Krankenhaus ist es wichtig, dass der Arzt Sie wiedererkennt. Nur so kann sich ein ganz anderer Informationsfluss entwickeln. Aufgrund des unpersönlichen Umgangs mit den Patienten im Krankenhaus fühlt man sich dort in der Regel unwohl und gehemmt. Knüpfen Sie an frühere Begegnungen mit dem Arzt z.B. durch ein bestimmtes Gesprächsthema an und sorgen Sie dafür, dass der Arzt Sie wiedererkennt. Sie schaffen damit eine aufgelockerte Atmosphäre und erleichtern sich das Gespräch. Außerdem ermöglichen Sie ihm dadurch, Ihre individuelle Situation (Familie etc.) bei seinen Vorschlägen zu berücksichtigen.

In der allgemeinen Diskussion über die Beziehung zwischen Arzt und Patient wird oft gefordert, der Arzt solle seine autoritative Haltung gegenüber dem Patienten aufgeben. Angesichts des etablierten Rechts des Patienten auf Information und Selbstbestimmung wurde auch in der Ärzteschaft die Abkehr von dem traditionellen Bild des Arztes als Experten, der dem Patienten väterlich zur Seite steht (Pa-

> Bauen Sie mit dem Arzt eine persönliche Beziehung auf

> Bestimmen Sie selbst das Ausmaß Ihrer Mitwirkung

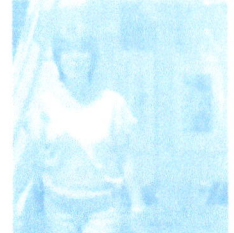

ternalismus), angemahnt. Es gelte, zu einer umfassenden Selbstbestimmung des Patienten (Patientenautonomie) zu kommen. Doch in der Regel hilft eine solche Schwarzweißmalerei nicht weiter. Statt dessen sollte in jedem Einzelfall das Verhältnis zwischen Arzt und Patient neu definiert werden. Bei der herrschenden Sichtweise der »informierten Zustimmung« (informed consent) des Patienten zu den Therapie*vorschlägen* des Arztes besteht allerdings die Gefahr, dass er von einem falschen Verständnis der Selbstbestimmung des Patienten überfordert und dadurch die Fürsorgepflicht des Arztes verletzt wird. Schließlich möchte man als Patient zwar mitbestimmen, doch andererseits bei der Entscheidung nicht alleine gelassen werden. Während sich der eine mehr »Führung« von seinem Arzt erwartet, strebt ein anderer eine weitergehende Selbstbestimmung an. Beachten Sie, dass auch Ihr Arzt vor dem Hintergrund dieser Diskussion sich möglicherweise nicht mehr sicher ist, welchen Grad an Selbstbestimmung und Fürsorge der richtige ist. Auch er erfährt bei jedem Patienten erneut die Verunsicherung über das richtige Vorgehen. Signalisieren Sie daher Ihrem Arzt, inwieweit Sie mitentscheiden möchten. Sprechen Sie mit ihm über Ihre Ansichten. Wenn Sie beispielsweise mit Ihrem Arzt frühzeitig das Thema »Schmerzmittel« ansprechen, dann sorgen Sie dafür, dass er von vornherein Ihre Sichtweise berücksichtigen kann. Machen Sie auch von Ihrem »Recht auf Nichtwissen« Gebrauch. Damit ist nicht das alte Bild von der ärztlichen »Notlüge« gemeint, der dem Patienten die Wahrheit vorenthalten möchte, sondern die bewusste Entscheidung, auf die Informationen über nähere Details, beispielsweise Narkoserisiken einer bereits beschlossenen Operation, zu verzichten.

Warum Sie sich selbst informieren sollten

In unserer Erfahrung mit dem Krebs-Kompass http://www.krebs-kompass.de/ haben wir festgestellt, dass sehr viele Menschen aller Altersschichten und unabhängig von anderen Faktoren wie Bildung, Einkommen etc. sich eigenständig über Ihre Erkrankung und die damit zusammenhängenden Themen informieren möchten. Bei aller

Begeisterung fühlen wir uns jedoch zu der Feststellung verpflichtet, dass ein solcher Umgang mit der Krankheit nicht für jeden Patienten und Angehörigen der richtige ist. Die folgenden Ausführungen sollen Ihnen Anhaltspunkte für eine fundierte Entscheidung für oder wider das Informieren bieten:

Kein Arzt kann für jede einzelne Krebsart immer auf dem neuesten wissenschaftlichen Stand sein. Einem Arzt, der versuchen würde, tagtäglich wissenschaftliche Veröffentlichungen zu lesen und medizinische Kongresse zu besuchen, bliebe zur Behandlung von Patienten keine Zeit mehr. Auch wenn Sie als Patient über keine medizinische Ausbildung verfügen, haben Sie gegenüber Ihrem Arzt den Vorteil, dass Sie sich nur mit einer einzigen Krebsart und nur mit einem einzigen »Fall« befassen müssen – nämlich Ihrem eigenen. Darüber hinaus haben Sie viel mehr Zeit zur Verfügung, sich diesem Fall zu widmen. Deshalb ist es – vorsichtig ausgedrückt – nicht ausgeschlossen, dass Sie Informationen finden, die Ihnen und Ihrem Arzt weiterhelfen. Schließlich dauert es z.B. eine Weile, bis neuere Therapieansätze von den niedergelassenen Ärzten angewendet werden. Gerade bei seltenen Krebserkrankungen kann daher eine eigenständige Recherche des Patienten von Vorteil sein, da Ärzte in verschiedenen Kliniken auch verschiedene Behandlungsverfahren erlernen. Vielleicht hat Ihr Arzt nur wenig Erfahrung mit dieser Krebsart. Wenn Sie in einem solchen Fall eine erfolgversprechende Therapie oder einen »Spezialisten« fänden, könnte dies Ihr Leben retten. Im Internet können Sie einige Erfahrungsberichte *[S. 147]* von Krebspatienten finden, die nicht zuletzt aufgrund ihres eigenen Engagements große gesundheitliche Fortschritte gemacht haben oder sogar geheilt wurden. Das oben beschriebene »neue« Arzt-Patienten-Verhältnis ist natürlich nur möglich, wenn der Patient wirklich in der Lage ist zu entscheiden, er also über das notwendige Wissen verfügt. Bei dieser Entscheidung spielt natürlich der behandelnde Arzt eine besondere Rolle. Wenn Sie alle gefundenen Informationen, Ihre Fragen und Probleme mit ihm besprechen, gehen Sie bei der eigenständigen Informationssuche eigentlich nur ein »Risiko« ein, nämlich nichts zu finden, was Ihnen helfen könnte. Dieses Risiko ist offensichtlich und vertretbar.

Der Arzt kann nicht allwissend sein

Mit dem besseren Wissen zur eigenen Situation steigt die Lebensqualität

Die Diagnose »Krebs« ist zwar heute nicht mehr wie noch vor einigen Jahren ein unausweichliches Todesurteil, sie versetzt jedoch den Betroffenen einen großen Schock. Wie wird der Krebs auf die Therapie reagieren? Wieviel Zeit bleibt mir noch? Quälende Fragen und die ständige Angst vor Metastasen sowie einem plötzlichen Wachstumsschub des Tumors führen dazu, dass das Leben von Hilflosigkeit und Hoffnungslosigkeit geprägt wird. Man verliert die Kontrolle über viele Dinge des Lebens, da man Symptomen und belastenden Behandlungsmaßnahmen ausgesetzt *wird*, ohne sie zu verstehen – kurz: man wird zum »Objekt«. Dann hat man das Gefühl, nicht an den existentiellen Entscheidungen seines Lebens teilhaben zu können und dies verstärkt die ohnehin schon unermessliche psychische Belastung. Wir haben erlebt, dass viele Menschen dieser Situation entfliehen konnten, indem sie versucht haben, die angewendeten Therapiemaßnahmen zu verstehen. Bereits das Verständnis kann einem das Gefühl vermitteln, selbst etwas zu seiner Genesung beizutragen; diese Wirkung wird noch verstärkt, wenn man versucht, sich *aktiv* zu beteiligen, etwa durch die Suche nach neuen Therapiemaßnahmen. Auf den ersten Blick scheint es paradox, doch gerade die Momente, in denen sich Patienten mittels Krebstelefonen, mit der Lektüre von Broschüren und dem Internet intensiv mit ihrer Erkrankung beschäftigen, schenken ihnen neuen Lebensmut und Hoffnung.

Statistiken und Prognosen richtig verstehen

Es darf allerdings nicht verschwiegen werden, dass gerade die Beschäftigung mit medizinischen Informationen viel Ausdauer und Kraft erfordert: Ausdauer zum einen, da es sich um eine äußerst schwierige Materie handelt und man manchmal mehrere Stunden benötigt, um einen kurzen Text zu verstehen. Kraft erfordert es, da Ihnen ständig die Grenzen der Medizin vor Augen geführt werden. So wird jeder einmal bei seiner Informationssuche auf Statistiken stoßen, die ihm vielleicht noch eine Lebenserwartung von 1–2 Jahren zu prophezeien scheinen. Doch mit solchen Statistiken sollte man äußerst vorsichtig umgehen. Denn sie sind nur kurze Zeit aktuell – es gibt eben doch messbare Fortschritte in der Medizin. Daher sollten Sie nur Erhebungen neuesten Datums heranziehen und darauf achten, dass sie sich genau mit Ihrer Krebsart befassen. Dabei reicht es nicht aus, einfach nach den Heilungsaussichten beim Lungenkrebs zu schauen, schließlich unterscheiden sich das kleinzellige und das großzellige Bronchialkarzinom eklatant. Darüber hinaus sollten Sie gefundene Statistiken unbedingt mit Ihrem Arzt besprechen. Denn nur er kann die dort gemachten Aussagen richtig einordnen. Ein *Durchschnitt* von 4 Jahren Überlebenserwartung ist nämlich nicht das gleiche wie ein *Median* von 4 Jahren. Und was sind dann erst altersstandardisierte Inzidenz- und Mortalitätsraten (Sterberaten)? Die *Tabelle 1.1* soll Ihnen einen Überblick über die statistischen Grundbegriffe geben.

Tabelle 1.1	Wichtige statistische Begriffe
Ätiologische Risikofaktoren	Gesicherte Krankheitsauslöser, z.B. Zigarettenrauch
Deskriptive Risikofaktoren	Charakteristika für Personen mit einem erhöhten Erkrankungsrisiko; z.B. besteht bei heller Hautfarbe ein erhöhtes Melanomrisiko
Epidemiologie	Wissenschaft, die die Zusammenhänge zwischen dem Auftreten einer bestimmten (Krebs-)Erkrankung und deren Zusammenhänge mit Alter, Geschlecht, Beruf etc. der betroffenen Personen untersucht
Fatalitätsrate	s. Letalität
Inzidenz	Anzahl der Neuerkrankten/Jahr in einer bestimmten Population (Grundmenge)
Letalität	Anzahl der bereits verstorbenen Personen im Verhältnis zur Zahl der Erkrankten
Median	Wert, über und unter dem jeweils die Hälfte der Werte liegen
Mittelwert	Summe der Werte aller Beobachtungen, geteilt durch die Anzahl der Fälle
Morbidität	Anzahl der Erkrankten in einem festgelegten Zeitraum in Bezug auf eine bestimmte Population
Mortalität	Anzahl der bereits verstorbenen Personen in Bezug auf eine bestimmte Population
Prävalenz	Anzahl der bereits Erkrankten an einem bestimmten Tag (Stichtag)
Relative Fünfjahresüberlebensrate	Prozentuale Angabe, welcher Anteil der Erkrankten nach 5 Jahren noch lebt. (Hierbei ist zu beachten, dass diese Rate immer bzgl. der zugrundeliegenden Daten gesehen werden muss. So unterscheidet sich die Überlebensrate von einem behandelten zu einem nicht behandelten Karzinom oftekIatant)
Relatives Risiko	Wahrscheinlichkeit von Trägern eines bestimmten Risikofaktors zu sterben bzw. zu erkranken im Vergleich zu Personen, die diesen Faktor nicht tragen, z.B. bei Familien mit Brustkrebs
Spannweite	Differenz zwischen dem größten und kleinsten Wert

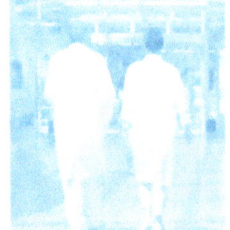

Aber selbst wenn man statistische Feinheiten beiseite lässt und annimmt, es handele sich um eine durchschnittliche *Überlebenserwartung*, kann man sich dann vorstellen, wie die Daten zu interpretieren sind? Was bedeutet für mich eine durchschnittliche Überlebenserwartung von 2 Jahren? Zuerst einmal sollte man sich hüten, solche Daten als *sichere* Prognose für den eigenen Krankheitsverlauf aufzufassen, dass man also nur noch 2 Jahre zu leben hätte. Dies ist ganz bestimmt falsch! Solche statistischen Maßzahlen sind der Versuch, eine Vielzahl ganz unterschiedlicher Krankheitsverläufe zusammenzufassen. Sie sind nicht mehr als ein Anhaltspunkt; das sollte man sich immer vor Augen halten. Die Aussagekraft solcher Daten hängt immer vom jeweiligen Zusammenhang ab. Ein Vergleich zwischen der Sterblichkeit in Norddeutschland mit der in Süddeutschland kann wissenschaftlich interessant sein und neue Erkenntnisse bringen. Ebenso kann ein Betroffener einen Vergleich ziehen zwischen der Schwere seiner Krebserkrankung und anderen Krebserkrankungen. Es ist jedoch nicht möglich, aus solchen Daten *sichere* Schlüsse auf seine persönliche Überlebenserwartung bzw. Sterbeerwartung zu ziehen. Wir möchten diesen Grundgedanken hinsichtlich der Bedeutung solcher Daten für den Einzelfall anhand eines einfachen Beispiels verdeutlichen. (Mathematisch gebildete Leser bitten wir für die saloppen Ausführungen um Verzeihung). So fasst eine mittlere Sterblichkeit von 2 Jahren den Krankheitsverlauf von Patienten zusammen, von denen die Hälfte weniger als 2 Jahre, die andere Hälfte länger als 2 Jahre überlebt oder ganz geheilt wird. Der statistische Median (das ist in diesem Beispiel die mittlere Sterblichkeit) bestimmt sich nämlich gerade dadurch, dass er genau in dem Jahr liegt, bis zu dem genau 50% der Patienten an Ihrer Krankheit verstorben sind. Die anderen 50% leben länger als 2 Jahre. Eine mittlere Sterblichkeit von 2 Jahren besagt daher nicht, dass man nur noch 2 Jahre zu leben hätte. Schließlich kann man ja auch in der Gruppe der Personen liegen, die länger als 2 Jahre leben. Es lässt sich also schon das folgende (beruhigende) Zwischenfazit ziehen: Die Hälfte der Patienten lebt also länger als 2 Jahre! Doch hier tritt meist ein weiteres Vorurteil auf – nämlich, dass die Hälfte der Patienten zwar länger als 2 Jahre lebt, aber *nicht sehr viel* länger. Man denkt dann symmetrisch, d. h. wenn die eine Hälfte innerhalb von 2 Jahren stirbt, lebt die andere Hälfte zwar länger als 2, jedoch höchstens vielleicht 4 Jahre. Dies ist jedoch genau nicht der Fall, denn die 2. Gruppe der Patienten hat eine viel bessere Lebenserwartung. Zwar überleben auch von dieser Hälfte einige nicht mehr als 3 oder 4 Jahre. Es können jedoch auch viele unter ihnen sein, die noch 15, 20 oder 30 Jahre leben, manche werden vollkommen geheilt. Eine mittlere Lebenserwartung von 2 Jahren ist also kein unbedingtes Todesurteil! Darüber hinaus gelten die Daten ja nur für die Vergangenheit, denn durch den medizinischen Fortschritt werden die Heilungsaussichten durch neue Therapien immer besser. Statistiken sind also für den eigenen Krankheitsverlauf zwar grundsätzlich relevant, man sollte jedoch nicht dem Fehler verfallen, ihre Aussagekraft zu überschätzen und die Hoffnung zu verlieren.

Eine wichtige Hilfe bei Ihrer Informationssuche ist die Unterstützung durch Familienangehörige und Freunde. Sie können vielleicht auch interessante Seiten finden oder sich schwierige Texte anschauen. Eventuell ist ja jemand darunter, dem es keine Mühe macht, medizinische Texte zu verstehen. Neben dieser fachlichen Unterstützung hat die Einbindung von Verwandten und Freunden aber auch noch einen weiteren wichtigen Vorteil. In vielen Familien kommt nämlich nach dem Schock durch die Diagnose Krebs eine beklemmende *Sprachlosigkeit* auf. Worüber soll ich mit dem erkrankten Familienmitglied reden? Wie verhalte ich mich richtig? Das einzige Gesprächsthema wäre eigentlich die Krankheit, aber die ist meistens tabu. Daher ist man jederzeit froh, wenn sich eine Gelegenheit zu einem völlig anderen Gespräch ergibt, das gar nichts mit der Krankheit zu tun hat. Diese Sprachlosigkeit belastet meist auch das Verhältnis zu Freunden und Bekannten. Aus Unsicherheit, wie sie mit dem Betroffenen umgehen sollen, meiden sie ihn – in den meisten Fällen nicht böswillig, sondern nur aus der mangelnden Fähigkeit, mit der Situation umzugehen. Auch hier kann die Informationssuche helfen, Sprachbarrieren zu überwinden.

Gemeinsame Informationssuche hilft gegen die Sprachlosigkeit

Wie man das Buch nutzen sollte

Dieses Buch soll Patienten und Angehörigen helfen, sich selbst die relevanten Informationen mit Hilfe des Internet zu beschaffen. Da sich das Internet jedoch in einem kontinuierlichem Wandel befindet, wurde hier von der oft angewendeten reinen Auflistung von Internet-Adressen Abstand genommen. Denn eine solche Liste würde etwas versprechen, was sie nicht zu halten vermag, da sie zum einen sofort veraltet wäre und zum anderen niemals die unglaubliche Informationsfülle des Internet gerade für Patienten und Angehörige zu erfassen vermag. Sie könnte immer nur einen kleinen Ausschnitt zeigen, womit aber gerade der interessante Aspekt des Internet verloren ginge. Demgegenüber möchten wir Ihnen helfen, die im Internet vorhandenen Such- und Auswahlmöglichkeiten effizient zu nutzen. Darüber hinaus sollen ergänzende Möglichkeiten wie z.B. die neuen Kommunikationsformen oder die Beschaffung von gedruckter Literatur mit Hilfe des Internet verdeutlicht werden. Im Unterschied zu den vielen veröffentlichten Ratgebern zum Thema Internet konzentrieren sich die folgenden Darstellungen auf das Thema Krebs. So werden Aspekte des Internet, die für Krebspatienten und Angehörige weniger relevant sind, ausgeblendet; Beispiele orientieren sich daher immer an bestimmten Krebsarten, so dass neben der reinen Verdeutlichung der grundlegenden Techniken gleichzeitig Tipps und Tricks speziell zum Thema Krebs vermittelt werden. Dennoch werden die wichtigsten Adressen zum Thema Krebs genannt, die eine erste Anlaufstelle darstellen sollen (z.B. der Krebsinformationsdienst unter http://www.krebsinformation.de/, aber dazu später). Dies erleichtert den Einstieg ins Internet und vermeidet, dass Internet-Adressen von unersetzlichen Informationsangeboten übersehen werden können. Gleichzeitig zielen alle medizinischen Ausführungen darauf ab, ein Gefühl dafür zu entwickeln, welche Informationen man wie erhalten kann bzw. erhält. Es geht nicht darum, Fachthemen ausführlich darzustellen, sondern um die Vermittlung der Grundzusammenhänge. Vielleicht können wir hier ja auch Ihr Interesse für das eine oder andere Thema wecken, über das Sie sich im Internet weiter informieren können. Dazu geben wir an vielen Stellen bereits Hinweise, wie und wo Sie im Internet fündig werden. Darüber hinaus sollen die im Anhang genannten Adressen eine Startbasis für die Informationssuche im Internet darstellen.

Das Buch ist modular aufgebaut, es bietet also die Möglichkeit, sich nur bestimmte Themen und Kapitel anzuschauen, ohne dass man wichtige Informationen übersieht. Dies ist notwendig, da es sich an einen breiten Leserkreis richtet: Denjenigen, die nur über wenig Erfahrungen mit dem Internet verfügen, soll durch eine kurze allgemeine Einführung die Scheu genommen werden, dieses neue Medium zu nutzen. Alle anderen können ihre bisherigen Bemühungen im Lichte der Darstellungen überprüfen und ggf. ergänzen. Zahlreiche Querverweise auf themenverwandte Textstellen sollen Ihnen das Überblättern erleichtern, »surfen« Sie also ruhig durch das Buch, indem Sie zuerst das lesen, was Sie am dringendsten interessiert. Durch die Querverweise und das Stichwortverzeichnis ist sichergestellt, dass Sie – egal wo Sie einsteigen – alle Informationen auf Anhieb finden. Ein Hinweis im Text wie »Behandlungstagebuch *[S. 62]*« bedeutet, dass Sie auf *Seite 62* nähere Informationen zum Behandlungstagebuch finden.

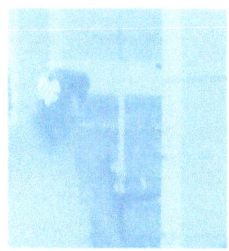

II
Was ist Krebs?

Die Bedeutung der Diagnose Krebs

Die Diagnose Krebs ist für den Betroffenen und seine Angehörigen niederschmetternd und stürzt sie in eine schier hoffnungslose Situation; auf der anderen Seite ist Krebs traurigerweise aber immer wieder ein gern gewähltes Thema beim nachmittäglichen Kaffeeklatsch von Außenstehenden, wenn es um das Eindringen in die Privatsphäre anderer geht (über etwas, das einen nicht selbst betrifft, lässt sich immer wunderbar sprechen). Doch die Betroffenen und die »Außenstehenden« haben in der Regel eines gemeinsam: Sie wissen überhaupt nicht, über was sie da eigentlich sprechen; »der Krebs« ist für sie etwas nicht fassbares, unheimliches. Würden sie hingegen verstehen, was Krebs eigentlich bedeutet und um was es sich dabei handelt, könnte der Patient vielleicht den Mut fassen, den er für die anstehende Behandlung benötigt. Nichtbetroffene wiederum würden sich vielleicht weniger indiskret verhalten, auch einmal die Initiative ergreifen und dem Patienten und seinen Angehörigen ihre Hilfe anbieten. Auf der anderen Seite hilft das Verständnis wieder ungemein bei der eigenständigen Suche nach Informationen.

Dieses Kapitel soll daher dem naturwissenschaftlichen Laien eine verständliche Definition der Krankheit Krebs, deren Auswirkungen und Ursachen zur Hand geben. Bereits in diesem Punkt begehen wir

– aus Gründen der Vereinfachung – einen häufigen Fehler, indem wir von der »Krankheit Krebs« sprechen. *Den* Krebs gibt es jedoch nicht, sondern unzählige Typen und Variationen, die sich jeweils noch in Größe, Lage und ihrer Aggressivität erheblich unterscheiden. Insgesamt ist der menschliche Körper aus ca. 40 Billionen Zellen aufgebaut, die sich in über 200 verschiedene Zelltypen aufgliedern. Fast ebenso viele verschiedene Krebsformen gibt es auch. Genauso unterschiedlich sind die Ursachen der Krebsentstehung. Neben dem heute unbestrittenen Krebsverursacher Nummer eins, dem Tabakkonsum, sind z.B. auch das Bakterium »Helicobacter pylori« als ein möglicher Verursacher von Magenkrebs sowie Papillomviren als ein möglicher Verursacher von Gebärmutterhalskrebs Gegenstand der Forschung. Es wird hier absichtlich von einem möglichen Verursacher gesprochen, denn in den meisten Fällen müssen mehrere krebsauslösende Faktoren zusammenkommen, damit sich wirklich Krebs entwickeln kann.

Achten Sie auf die Unterschiede zwischen den Krebsarten

Wenn eine Zelle entartet...

Krebs ist nichts »Körperfremdes« wie ein Bakterium, das eine Grippe verursachen kann und das wir z.B. aus der Luft aufnehmen, sondern es sind Zellen unseres eigenen Körpers, die aus ihrem natürlichen Gleichgewicht gekommen sind und entarten.

Es ist nicht selten, dass Zellen in unserem Körper krank werden und entarten, sondern es geschieht andauernd. In jedem Moment unseres Lebens kann es vorkommen, dass Zellen einen Schaden an ihrem Erbgut (DNA) erleiden und dadurch krank werden. Auch wenn die Entartung von Zellen ein völlig normaler Vorgang ist, kann er doch von Mensch zu Mensch unterschiedlich ausfallen und unterschiedliche Folgen haben. Dieser Prozess wird auch durch ererbte Veranlagungen und Umwelteinflüsse beeinflusst. Was hier so lapidar als Umwelteinfluss, im wissenschaftlichen Jargon oft auch als Risikofaktoren bezeichnet wird, ist meist durch den Menschen selbst beeinflussbar. Denn dieser Prozess der Entartung ist natürlich auch

stark von der Lebensweise (Rauchen!) abhängig. Grundsätzlich ist unser Körper in der Lage, die so geschädigten, kranken Zellen entweder selbst zu reparieren, oder unser Immunsystem tötet die entartete Zelle automatisch ab. Doch gerade im Alter ist das Immunsystem meist nicht mehr so stark, diese Aufgabe effizient zu erfüllen, so dass nicht alle kranken und entarteten Zellen (Krebszellen) beseitigt werden. Eine weitere Möglichkeit zur Eliminierung der kranken Zelle liegt ebenso in der Zelle selbst. Jede menschliche Zelle besitzt sozusagen einen Schalter, der ihnen das Signal zum Selbstmord gibt. Wenn der Körper feststellt, dass eine Zelle entartet, wird dieser Schalter umgelegt und sie erhalten den Befehl zum Selbstmord (Apoptose). Befolgt die kranke Zelle diesen Befehl, stirbt sie und wird von unserem Immunsystem »entsorgt«. Doch was ist, wenn dieser Schalter nicht richtig funktioniert oder fehlt? Dann lebt die kranke Zelle ebenso weiter und kann sich vom Zellverband lösen und unkontrolliert weiterwachsen. Doch auch ein solches unkontrolliertes Wachstum und Teilung von Zellen muss noch keinen Krebs bedeuten. Bleibt nämlich dieser sich bildende Tumor als Zellhaufen zusammengeballt und dringt nicht in die umliegenden Gewebe ein, bezeichnet man ihn als gutartig (benigne). Er kann in den meisten Fällen gut entfernt werden mit der Aussicht auf eine vollständige Heilung. Hingegen dringen bösartige (maligne) Tumoren in die sie umgebenden Gewebe ein und können Tochtergeschwüre an anderen Stellen im Körper entstehen lassen.

...und weitere entartete Tochterzellen entstehen

Doch wieso kann eine einzelne entartete maligne Zelle so gefährlich werden? Befindet sich eine gesunde Zelle in ihrem Zellverband, übt sie in Gemeinschaft mit den anderen sie umgebenden Zellen ihres Verbandes eine ganz bestimmte Funktion aus. Das bedeutet aber auch, dass diese Zellen nicht nur miteinander kommunizieren müssen, sie kontrollieren sich auch gegenseitig. So teilt z.B. eine Zelle den anderen oder nur einer ganz bestimmten mit, dass sie ihr Wachstum einschränken soll. Aus dem Zellverband gelöste Zellen (Krebszellen)

»hören« zum einen nicht mehr auf ihre gesunden Zellnachbarn und würden in diesem Fall ihr Wachstum eben nicht beschränken. Die entartete Zelle teilt sich zwar unkontrollierter als gesunde Zellen, aber trotzdem regelmäßig. Alle hieraus resultierenden Tochterzellen und deren Tochterzellen usw. sind ebenso von »Geburt« an Krebszellen. Viele Tumoren sind daher in den meisten Fällen monoklonal, d.h. dass sie ursprünglich aus einer einzigen Krebszelle durch viele Teilungen entstanden sind. Dieser so entstehende selbständige »Zellklumpen« aus oft Millionen von Zellen kann aber wie alle lebenden Organismen nicht lange ohne Sauerstoff und Nahrung überleben. Daher beginnt er, Stoffe auszuscheiden, die die Blutgefäße veranlassen, Ausläufer auszubilden, die auf den Tumor hinwachsen und schließlich an ihn andocken. Jetzt hat sich der Tumor im Körper festgesetzt (etabliert) und wird über den Blutkreislauf mit Sauerstoff und Nährstoffen versorgt.

Warum Krebs so gefährlich ist

Dieser Primärtumor also der «Muttertumor« ist oft gut zu entfernen bzw. leichter zu bekämpfen, da man meistens seine genaue Position kennt. So kann es sein, dass ein Patient nach der Entfernung dieses Primärtumors völlig krebsfrei ist und quasi als geheilt gelten kann. Dies ist aber in der Regel nur dann der Fall, wenn der Tumor noch keine Metastasen gebildet hat.

Metastasen sind kleinere Zellen oder Zellverbände, die sich vom Primärtumor ablösen und sich über das Blut und die Lymphgefäße auf Wanderschaft durch den Körper begeben, bis sie sich an einer beliebigen Stelle im Körper ansiedeln und ebenso zu einem großen Tumor heranwachsen können.

Siedeln sich Metastasen an inoperablen oder schwer zu erreichenden Stellen an, so dass man sie nicht entfernen kann, müssen sie z.B. mittels Chemotherapie behandelt bzw. in Schach gehalten werden. Dies kommt daher, dass die Metastasen auf ihrem Weg durch den Körper

in Gewebe eindringen und/oder in den ersten für sie zu dünnen Kapillaren stecken bleiben und sich dort unweigerlich festsetzen. Diese ersten Kapillaren befinden sich z.B. in der Lunge. Erschwerend kommt hinzu, dass sich vom Primärtumor meist nicht nur eine, sondern mehrere Metastasen ablösen. So können sich innerhalb kurzer Zeit viele Metastasen an verschiedenen Stellen des Körpers angesiedelt haben und dort ihr uneingeschränktes Wachstum beginnen. Die nun oft zahlreich im Körper verstreuten Metastasen können dann wie auch ein Primärtumor u. a. zu akutem Versagen des betroffenen Organs bzw. der betroffenen Organe führen wie z.B. der Nieren. Eine effektive heilende Behandlung von Metastasen ist meist nicht möglich, da zum einen hier der ganze Körper einer Bestrahlung ausgesetzt werden müsste, dies würde z.B. wiederum die Zellen die gesunden Zellen des Knochenmarks schädigen, die der Körper zur Aufrechterhaltung seines Immunsystems benötigt. Zum anderen sprechen Metastasen oft meist nach einiger Zeit nicht mehr auf die Chemotherapie an. Sie wachsen somit unkontrolliert weiter und können ebenfalls Metastasen (Sekundärmetastasen) bilden. Erschwerend zur Behandlung kommt hinzu, dass sich in vielen Fällen auch sog. ruhende Metastasen im Körper befinden. Diese wachsen zumindest im Moment noch nicht und bilden somit auch noch keine Sekundärmetastasen. Sie sind mittels Chemotherapie nicht zu bekämpfen, da nur sich schnell teilende Zellen von dieser erreicht werden können. Meist sind sie auch nicht im Körper zu lokalisieren, was im Fall von Metastasen ohnehin teilweise sehr schwierig sein kann. Daher ist auch nach einer vorläufig abgeschlossenen Behandlung u. a. die weitere Beobachtung/Behandlung so wichtig, da diese ruhenden Metastasen irgendwann doch anfangen können, sich zu teilen, und ebenso wie ein Primärtumor oder dessen Metastasen behandelt werden müssen.

Wird oder kann ein Krebsleiden nicht mehr effektiv behandelt werden, führt dies in den meisten Fällen zum Tod. Doch die meisten Patienten sterben nicht am Krebs selbst (Versagen eines Organs durch Ausbreitung des Tumors), sondern durch die tumorbedingten Begleiterscheinungen. Hierzu zählen innere Blutungen, aber auch

Pilz- und Bakterieninfektionen, die durch das geschwächte Immunsystem des Krebspatienten nicht mehr ausreichend bekämpft werden können.

Wodurch Krebs entstehen kann

Wie bereits in der Einführung erwähnt, gibt es nicht einen krebsauslösenden Faktor, der, nachdem man mit ihm in Berührung gekommen ist, unweigerlich zur Erkrankung führen *muss*. Hier spielt unter anderem der Zeitfaktor eine Rolle, also wie lang man dem Faktor ausgesetzt war oder sich willentlich ausgesetzt hat, wie lange man etwa schon raucht, mit welchen anderen krebserregenden Stoffen (sog. Karzinogenen) man zusätzlich in Berührung gekommen ist (z.B. Rauchen mit zusätzlichem Alkoholkonsum), und natürlich die individuelle Veranlagung. Das Beispiel des notorischen Kettenrauchers, der sein ganzes Leben lang kaum krank war, und dem Nichtraucher, der an Lungenkrebs erkrankte, wird besonders von Rauchern immer wieder gerne angeführt und zeigt sehr deutlich, wie individuell die Krebsentstehung bei jedem Einzelnen sein kann.

Es ist auch nicht gesagt, wann man theoretisch erkranken könnte. So nimmt man heute an, dass sich die meisten Menschen, die im Erwachsenenalter an Magenkrebs erkranken und gleichzeitig das Bakterium *Helicobacter pylori* im Magen aufweisen, sich bereits im frühen Kindesalter mit diesem Bakterium infiziert haben, das die Entstehung von Magenkrebs *auf lange Sicht* nachweislich fördert. Es kann somit theoretisch sein (uns ist ein Fall bekannt), dass es bis zu 80 Jahren dauert, bis das Bakterium Helicobacter pylori Magenkrebs verursacht. Dass hier noch, wie bereits oben erwähnt, andere Faktoren die Krebsentstehung zu begünstigen scheinen, ist naheliegend.

Im Folgenden wird eine kleine Auswahl potenzieller krebserregender Faktoren vorgestellt. Dabei soll deutlich werden, dass sich die meisten allein durch das Wissen um ihre Gefährlichkeit durchaus vermeiden lassen.

Es gibt unzählige krebsauslösende Faktoren

Krebserregende Stoffe (chemische Karzinogene)

Zu den chemischen Karzinogenen zählen z.B. Stoffe wie Phenol und Naphthalin, die aber dem Großteil der Bevölkerung wahrscheinlich nichts sagen, da sie nicht tagtäglich damit umgehen müssen, im Gegensatz zu Angestellten der chemischen Industrie. Wenn man aber bedenkt, dass ganz alltägliche Stoffe in unserer Umgebung und sogar in unseren Lebensmitteln in diese Gruppe gehören, ist äußerste Vorsicht geboten. So erhöhen Schwermetalle, die sich im Spinat befinden können, oder Nitrosamine, die im Körper durch die Aufnahme von überdüngtem Gemüse oder gepökeltem Fleisch entstehen, das Risiko, an Krebs zu erkranken. Auch Motorabgase, Ruß und Schmierfett gliedern sich in diese Reihe ein. Natürlich zählen auch etliche der über 6000 Inhaltsstoffe des Zigarettenrauches zu den in Verdacht stehenden karzinogenen Substanzen. So enthält dieser ebenso Nitrosamine wie auch Metalle (z.B. Cadmium). Hier ist es für jeden einzelnen wichtig, sich individuell zu informieren, wo man, sei es am Arbeitsplatz oder auch zu Hause, mit krebserregenden Stoffen in Kontakt kommt oder kommen könnte. Es existieren unzählige Listen und Informationsbroschüren z.B. von der Deutschen Krebshilfe, die (mögliche) krebserregende Stoffe nennen und über Gefahren und Risiken aufklären.

Strahlung

Es gibt viele Arten von Strahlung, denen wir täglich ausgesetzt sind. Neben der Röntgen- und der radioaktiven Strahlung betrifft uns v. a. die ultraviolette Strahlung der Sonne. Doch gerade vor übermäßiger Sonnenbestrahlung kann sich jeder durch kurze Sonnenzeiten und Sonnenschutzmittel aktiv schützen. Denn UV-Strahlen können das Erbgut der Hautzellen schädigen. Falls es der geschädigten Zelle dann nicht gelingt, diesen Fehler zu beheben, kann sie wie oben beschrieben entarten. Wird der Hautkrebs früh genug erkannt und entfernt, kann er geheilt werden, falls er noch keine Metastasen gebildet hat. Hierzu ist es wichtig, verdächtige Hautstellen selbst und durch den Arzt regelmäßig kontrollieren zu lassen.

Viren und Bakterien

Die Infektion mit krebsauslösenden Viren, sog. Tumorviren wie z.B. die *Humanen Papillomviren* (HPV) oder mit dem Bakterium *Helicobacter pylori* kann im ersten Fall u. a. zur Entstehung von Gebärmutterhalskrebs, im zweiten Fall zur Entstehung von Magenkrebs beitragen. Die genauen Mechanismen, wie Viren und Bakterien eine Zelle entarten lassen, sind noch nicht bis ins Detail aufgeklärt. Es ist aber z.B. bekannt, dass Papillomviren ihre Erbsubstanz in die Erbsubstanz der menschlichen Zelle einbauen. Hierdurch wird das Erbgut der Zelle selbst verändert, die Zelle teilt sich schneller und produziert Tochterzellen mit ebenso verändertem Erbgut. Ob eine oder mehrere dieser infizierten Zellen letztendlich entarten und es zur Entstehung eines Tumors kommt, ist damit nicht gesagt, aber die Grundlage zu Krebsentstehung ist geschaffen.

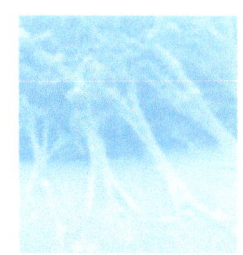

Welche Krebsarten vorkommen können

Theoretisch kann jede Region des Körpers von Krebs betroffen sein. Welche Tumorart letztendlich jeweils vorliegt, wird je nach Lage und zusätzlich je nach der Zellart oder den Zellarten, aus denen sich der Tumor zusammensetzt, bestimmt. So gibt es alleine über 100 verschiedene Hirntumoren wie z.B. die zu den primären Hirntumoren zählenden Gliome, die je nach Bösartigkeit noch einmal in 4 verschiedene Grade unterteilt werden, die Meningiome oder die Kraniopharyngeome, um nur einige zu nennen. Weitere Hinweise zur näheren Beschreibung von Krebserkrankungen finden Sie in *Kap. V.*

Im Folgenden sollen einige im Zusammenhang mit Krebs häufig genannten Begriffe erläutert werden. Natürlich kann die unten stehende Auflistung nur die wichtigsten Oberbegriffe nennen. Bei speziellen Begriffen sollten Sie auf jeden Fall z.B. im medizinischen Wörterbuch »Pschyrembel« (Pschyrembel Klinisches Wörterbuch, de Gruyter-Verlag Berlin) deren Bedeutung nachlesen oder am besten sich diesen Begriff gleich von ihren Arzt erläutern lassen.

Tumor

Ein Tumor bedeutet allgemein eine Schwellung des Körpergewebes, die an einer oder an mehreren bestimmten Stellen vorliegt, so z.B. auch im Falle eines Ödems. Bringt der Arzt jedoch das Wort Tumor in Verbindung mit einer Krebserkrankung, so liegt ein sog. neoplastischer Tumor oder ein Neoplasma vor. Dies bedeutet aber wiederum nur, dass entweder ein gutartiger oder ein bösartiger (metastasierender) Tumor vorliegt. Eine exakte Beschreibung, welcher Krebs vorliegt, stellt das Wort Tumor somit nicht dar (und ist somit auch noch lange kein Todesurteil).

Karzinom

Unter einem Karzinom versteht man ganz allgemein einen malignen (bösartigen) Tumor, der aus sog. Epithelgewebe hervorgeht. Man unterscheidet je nach Organ oder je nach Zelltyp, welches Karzinom vorliegt. Die folgenden Beispiele sollen veranschaulichen, wie dehnbar und vielseitig einsetzbar der Begriff Karzinom und wie wichtig somit eine genaue Definition der vorliegenden Krebsart ist:

- Adenokarzinom: Das Adenokarzinom ist ein Karzinom des drüsenbildenden Gewebes, wie es z.B. im Magen oder Darm vorkommt.
- Plattenepithelkarzinom: Bei diesem Karzinom handelt es sich um einen bösartigen (malignen) Tumor der Haut (Gesicht, haarlose Kopfhaut) und der Schleimhäute (Mund, Penis, Vulva, Rachen).
- Mikroinvasives Karzinom: Dieser Ausdruck beschreibt unspezifisch, wo (in welchem Organ) sich der Tumor befindet, dass dieser noch nicht tief in das umliegende Gewebe eingedrungen ist.
- Darmkarzinom: Das Darmkarzinom ist der häufigste maligne Tumor an der Darmwand (dem sog. Gastrointestinaltrakt). Es kann sich hierbei z.B. um ein Adenokarzinom handeln *(s.o.)*. Wichtig für die Behandlung ist u. a., wie groß der Tumor ist und wie weit er in die umliegenden Gewebe bereits eingedrungen ist.

Sarkom

Das Sarkom ist ein maligner Tumor, der aus Bindegewebe oder Muskelzellen hervorgeht. Hierbei unterscheidet man ebenso wie im Falle des Karzinoms, in welchem Organ der Tumor sitzt und aus welchen Zellformen er besteht. Eine bekannte Form ist z.B. das Osteosarkom.

Leukämie

Als Leukämie bezeichnet man bösartige Erkrankungen der blutbildenden Zellen, die sich im Knochenmark befinden. (Man spricht hierbei von einer *systemischen* Erkrankung, da sie nicht auf eine Stelle im Körper beschränkt ist; es gibt keinen ortsständigen Tumor). Aus diesen sog. Stammzellen entwickeln sich z.B. rote und weiße Blutkörperchen, die dann ins Blut abgegeben werden. Wie viele von diesen Zellen gebildet werden, ist wie alles im Körper genau geregelt. Wenn diese Regulation gestört ist, werden mehr dieser Stammzellen gebildet, die aber meist nicht die Fähigkeit besitzen, sich beispielsweise zu Blutkörperchen zu entwickeln. Die Folge hiervon sind unter anderem Blutarmut, aber auch innere und äußere Blutungen. Die Leukämie ist aber durchaus nicht nur auf das Blut beschränkt, die Organe wie z.B. Milz und Leber können ebenso befallen sein. Am häufigsten treten die folgenden 4 (Haupt-)Leukämieformen auf. Hierbei handelt es sich um die ALL (akute lymphatische Leukämie), die AML (akute myeloische Leukämie), die CLL (chronisch lymphatische Leukämie) und die CML (chronisch myeloische Leukämie). Während die CLL und die AML meist bei Erwachsenen auftreten, ist die ALL die bei Kindern am häufigsten auftretende Leukämieform. Die einzelnen Besonderheiten dieser verschiedenen Leukämieformen hier näher zu erläutern, würde sicherlich den Rahmen sprengen, es soll Sie aber nicht davon abhalten, sich bei Interesse näher zu informieren. Die Stichworte für eine effektive Suche im Internet finden sie im Thesaurus in *Kap. VI*.

Melanom

Das maligne Melanom (auch »schwarzer Hautkrebs« genannt) ist der gefährlichste und aggressivste aller Hauttumoren. Als Ursachen gelten häufiges Sonnenbaden, vermehrte Sonnenbrände (vor allem in der Kindheit), aber auch erblich bestimmte Veranlagungen. Das maligne Melanom ist, wenn es früh erkannt wird und noch keine Metastasen im Körper vorhanden sind, gut heilbar. Um erst gar kein malignes Melanom entstehen zu lassen, sollten sich dunkel verfärbende Hautbezirke oder sich verändernde Leberflecken von einem Hautarzt untersucht werden. Hat er den Verdacht, dass sich der Leberfleck zu einen Melanom entwickeln könnte, kann er ihn zur Vorbeugung entfernen. Dies wird in der Praxis mit einer örtlichen Betäubung der betroffenen Stelle durchgeführt und stellt eine effektive Krebsvorsorge dar.

III
Wie funktioniert das Internet?

Im Folgenden soll eine kurze, sehr allgemeine Einführung in das Internet gegeben werden. Ohne ein grundsätzliches Verständnis des Internet wird die Informationssuche planlos; dann wird man von den unzureichenden Ergebnissen schnell entmutigt sein und die Suche aufgeben. Dieses Kapitel ist so aufgebaut, dass diejenigen, die bereits Erfahrung mit dem Internet und der Internet-Suche besitzen, ohne Informationseinbuße zum nächsten Kapitel, dem eigentlichen Hauptteil, blättern können.

Was ist das Internet?

Das Internet ist ein weltweites Computernetzwerk, in dem jeder Nutzer Informationen abrufen und gleichzeitig auch eigene Informationen veröffentlichen kann

Das *Internet* kann vereinfacht als ein globales, dezentrales Computer*netzwerk* von Universitäten, Regierungsstellen, Unternehmen, Privatpersonen usw. bezeichnet werden. (Man sollte sich das Internet jedoch nicht als festes Netz vorstellen, sondern eher als die *Fähigkeit*, mit anderen Computern Daten auszutauschen). Es ist ein dezentrales Netz, da es keinen Zentralrechner gibt, auf dem alle Informationen gespeichert sind oder über den alle Informationsflüsse laufen.

Vielmehr gibt es eine große Zahl an Rechnern, die miteinander vernetzt sind und auf denen jeweils nur bestimmte Informationen abgelegt sind. Entwickelt wurde das Internet Ende der 60er Jahre vom amerikanischen Verteidigungsministerium. Später wurden auch Universitäten und Forschungseinrichtungen an dieses »Netz« angeschlossen, die es dann bedeutend weiterentwickelten. Erst Anfang der 90er Jahre wurde das Internet aufgrund des technischen Fortschritts auch für Privatpersonen nutzbar. In Deutschland kann das Jahr 1994 als der »Durchbruch« für das Internet angesehen werden.

Das Internet unterscheidet sich von anderen Medien zunächst einmal dadurch, dass ein Großteil der dort vorhandenen Informationen von Privatpersonen und Organisationen ohne finanzielle Absichten bereitgestellt wird. Der Reiz des Internet liegt gerade darin, dass seine Informationsmöglichkeiten meist auf Eigeninitiative beruhen und (bis auf die Kosten des Zugangs zum Internet) kostenlos sind. Ein kleines Beispiel soll helfen, den Charakter des Internet zu verdeutlichen: Im Gegensatz zu einer *Zeitung* muss man keine Gebühr bezahlen, wenn man im Internet eine bestimmte Seite lesen will, man muss nur die Kosten tragen, um selbst ans Internet angeschlossen zu werden. Darüber hinaus kann man an einem Zeitungsstand (oder einer Buchhandlung) immer nur eine Auswahl an Zeitungen bzw. Büchern erhalten. Im Internet kann man dagegen *alles* abrufen, man ist nicht auf eine Region oder ein Land beschränkt. Eine Einschränkung ist natürlich die Sprache, jedoch existieren auch im Ausland Internet-Seiten auf deutsch! Darüber hinaus muss man im Internet nicht auf Informationen warten, man kann sie *online* (also sofort) abrufen. Im Unterschied zum *Fernsehen*, wo nur eine Handvoll Sender Informationen ausstrahlt, ist das im Internet eine unglaublich hohe Zahl. Denn ein Großteil derer, die das Internet nutzen, benutzen es nicht nur *passiv*, indem sie vorhandene Informationen lesen, sondern sie erstellen auch selbst *aktiv* Internet-Seiten, die dann von allen anderen gelesen werden können. Diese Eigeninitiative führt dazu, dass das Internet – wenn es richtig genutzt wird – eine ungeahnte Informationsquelle ist, da man auf die Informationen (das Wissen und die Erfahrungen) anderer Internet-Nutzer zurückgrei-

Tabelle 3.1	Bekannte Internet-Provider	
Name	Telefon	Internet-Adresse
1&1	01 805 – 000 820	http://www.sofort-start.de/
AOL	0 800 – 511 12 22	http://www.aol.de/
Arcor	0 800 – 107 08 00	http://www.arcor-online.de/
Compuserve	0 800 – 511 17 77	http://www.compuserve.de/
Comundo	01 805 – 534 455	http://www.comundo.de/
T-Online	0 800 – 330 50 00	http://www.t-online.de/
Talkline	01 803 – 20 03	http://www.talknet.de/

fen kann. Auf der anderen Seite führt dies jedoch auch dazu, dass das Internet – nicht zuletzt weil es von niemanden kontrolliert oder gesteuert werden kann – gerade für »Neulinge« vollkommen undurchsichtig ist. Es bietet zwar eine Menge von Informationen – aber wie findet man die gewünschten Informationen? Anders als beim Fernsehen gibt es ja kein Programmheft, in dem man blättern könnte!

Wie gelangt man ins Internet?

Um ins Internet zu gelangen, kann man zum einen auf fremde Computer zurückgreifen. Gerade öffentliche Bibliotheken besitzen oftmals Computer mit Internet-Anschluss, die gegen eine geringe Gebühr genutzt werden können. Viele Volkshochschulen bieten auch Kurse an, in denen die ersten Erfahrungen mit dem Internet gewonnen werden können. Andererseits kann man das Internet aber auch von zu Hause aus nutzen, indem man seinen eigenen Computer »an das Internet anschließt«. Man benötigt hierzu ein zusätzliches Gerät (das sog. Modem), mit dem der Computer an die bestehende Telefonleitung angeschlossen wird. (Der Computerfachhandel ist sicherlich die geeignete Adresse für weitergehende Informationen). Darüber hinaus muss man sich bei einem kommerziellen »Provider« anmelden, der die Verbindung zum Internet herstellt, wenn man ihn »mit dem Computer anruft«.

In der *Tabelle 3.1* haben wir Ihnen aus der Vielzahl der Angebote die bekanntesten zusammengestellt, was jedoch keine Empfehlung unsererseits darstellt. Unter den angegebenen Telefonnummern können Sie auch Fragen zu den Voraussetzungen Ihres Computers und zur Herstellung der Verbindung stellen. Wir haben die Erfahrung gemacht, dass man hier schnelle und kulante Hilfe bei Verbindungsproblemen erhält, auch wenn das Problem auf Seiten des Betriebssystems (z. B. Windows) liegt. Weitere Provider-Adressen finden Sie bei kostenlosen Vergleichsdiensten im Internet wie *Billiger-Surfen.de* http://www.billiger-surfen.de/ oder ***teltarif.de*** http://www.teltarif.de/. Darüber hinaus ist in den neueren Versionen des Betriebssystems *Windows (Windows 98 bzw. Windows ME)* ein *Assistent für den Internet-Zugang* integriert, der Sie bei der Herstellung der Verbindung und der Auswahl eines Providers unterstützt. Falls auf Ihrem Computer dieser Assistent installiert ist, sollten Sie diesen unbedingt nutzen, da er die meisten erforderlichen Einstellungen selbsttätig vornimmt. Dann müssen Sie nur auf die Fragen des Assistenten antworten, indem Sie zwischen verschiedenen Alternativen auswählen.

Um diese Internet-Anbindung nutzen zu können, müssen dann noch Programme auf dem eigenen Computer installiert werden, mit denen das Internet »sichtbar« gemacht werden kann. Diese Programme sind meist kostenlos erhältlich. Man benötigt zum einen den sog. »Browser« (engl. to browse = schmökern, blättern, umherstreifen), der die Internet-Seiten abrufen und auf dem Bildschirm darstellen kann. Weit verbreitet sind z.B. der »Navigator« der Firma Netscape oder der »Internet-Explorer« der Firma Microsoft. Wenn man mit anderen Internet-Nutzern über e-Mail (elektronische Post) kommunizieren will, benötigt man auch hierfür ein Programm, um e-Mails empfangen und versenden zu können (z.B. den *Netscape Messenger* oder *Microsoft Outlook Express*). Diese beiden Programmtypen, Browser und e-Mail-Programm, sind inzwischen zusammen als kostenlose »Pakete« erhältlich.

Wie benutzt man den Browser?

Der Browser ist ein Programm, mit dem man den wichtigsten Teil des Internet – nämlich die Internet-Seiten – nutzen kann.

Wie erläutert dient der Browser dazu, Internet-Seiten betrachten zu können. Um eine Seite anzuzeigen, muss man – sofern die Adresse der gewünschten Seite bekannt ist – diese in die Adresszeile des Browsers eingeben. Andererseits kann man auch sog. *Links* (auch Hyperlinks genannt, engl. to link = verbinden) folgen. Dies sind Verweise zu Stellen auf der gleichen Seite, zu anderen Seiten des gleichen Autors oder aber auch zu Seiten ganz anderer Autoren. Das Besondere an diesen *Links* ist, dass man nur darauf klicken muss, um die jeweilige Seite aufzurufen. Durch *Links* wird das Internet gerade interessant, da auf viele andere Seiten im Internet verwiesen wird. Viele Privatpersonen, die Informationen zum Thema Krebs im Internet veröffentlichen, fügen in ihre Seiten solche Links zu anderen Seiten ein. So kann z.B. eine Familie, deren Kind an Leukämie leidet, Adressen von Selbsthilfegruppen und Informationsmöglichkeiten als Links auf ihrer Internet-Seite einfügen. Dadurch können andere Eltern der Leseempfehlung sofort nachkommen, indem sie mit der linken Maustaste auf einen solchen *Link* »klicken«. Links sind im Gegensatz zum normalen Text meist andersfarbig (in der Regel blau) und unterstrichen. Der obere Teil der *Abb. 3.1* verdeutlicht dies anhand der Hauptseite des Informationsdienstes *Krebs-Kompass* unter der Internet-Adresse http://www.krebs-kompass.de/. Auf dieser Seite sind z.B. rechts unter dem Punkt »Schnell-Info« *Links* zu einer Seite mit Buchtipps sowie zum Forum *(S. 99)*. Zur besseren Unterscheidung werden Internet-Adressen daher auch hier im Text unterstrichen. Dadurch können Sie sofort erkennen, welche Buchstaben noch zur Internet-Adresse dazugehören und welche nicht.

Oft sind *Links* auch in Form von kleinen Bildern eingefügt; auf der Hauptseite des Krebs-Kompass befindet sich oben wie bei vielen anderen Internet-Seiten eine graphische Navigationsleiste, auf der die wichtigsten Unterseiten direkt anzuwählen sind. Größere Internet-Präsenzen sind meist hierarchisch aufgebaut, so dass alle Internet-Seiten in einzelne Untergruppen eingeteilt sind. Wie *Abb. 3.2* verdeutlicht, bilden die *Links* auf der Navigationsleiste die 2. Ebene dieser Hierarchie. Bei Auswahl des *Links* »Einzelne Krebsarten« gelangt man auf eine weitere untergeordnete Menüseite, auf der man zwischen verschiedenen Krebsarten wählen kann (Ebene 3). Auf dieser Ebene sind zwar offensichtlich die meisten Informationen zu einer bestimmten Krebsart zu finden, es gibt jedoch wahrscheinlich noch weitere untergeordnete Seiten. Wenn man dieses System verinnerlicht hat, kann man zielstrebig die gewünschten Informationen ansteuern.

Bei einer solchen Navigationsleiste spielt es keine Rolle, ob es sich um eine einzelne oder um mehrere Graphiken handelt. Denn selbst auf einer einzelnen Graphik können sich mehrere *Links* befinden. Der Vorteil solcher Navigationsleisten besteht darin, dass sie auch beim Aufruf einer Unterseite an der gleichen Stelle bleiben und somit die Orientierung erleichtern. Links erkennt man jedoch in jedem Fall, wenn man mit dem Mauszeiger über den Bildschirm fährt. Führt man dabei den Zeiger über einen *Link*, so erscheint ein bestimmtes Symbol – in der Regel eine Hand. Während in der oberen Hälfte der *Abb. 3.1* der Mauszeiger als Pfeil dargestellt ist, verwandelt

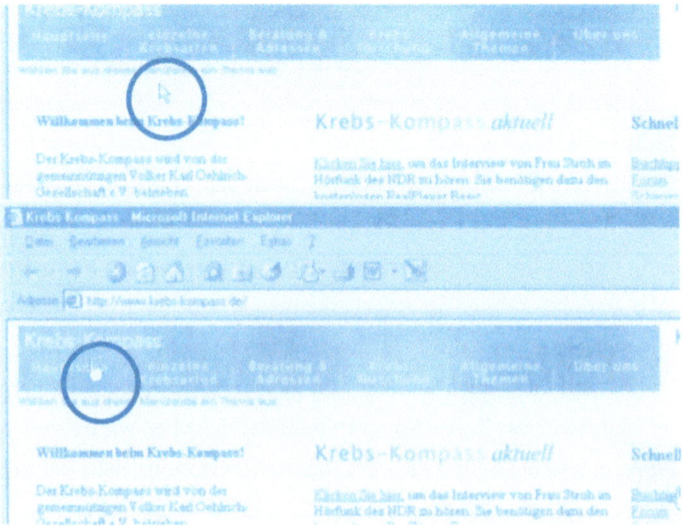

Abb. 3.1
Beim Zeigen auf einen Link verändert sich der Mauszeiger zu einer Hand

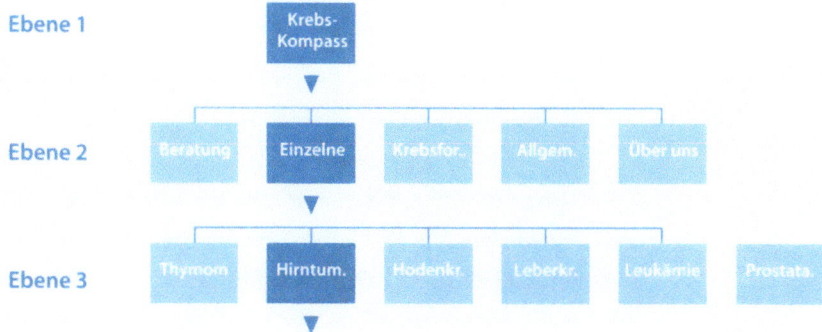

Abb. 3.2
Hierarchische Struktur von Internet-Präsenzen (Websites) am Beispiel des Krebs-Kompass

er sich in der unteren Hälfte zu einer Hand, wenn man über einen *Link* fährt. Dabei ist es gleichgültig, ob sich der *Link* hinter einem Bild (z.B. »Hauptseite« am linken Ende der Navigationsleiste) oder hinter einem Text (z.B. »Buchtipps«, am rechten Rand) verbirgt. Gleichzeitig wird in einer »Leiste« am unteren Rand des Browser-Fensters die Zieladresse des *Links* angezeigt (hier nicht dargestellt). Das ist die Internet-Adresse der Seite, die durch Klicken des *Links* aufgerufen wird. Dadurch ist immer ersichtlich, wohin ein solcher *Link* führt, also z.B. zu einer anderen Seite des Autors oder zu einer Seite eines anderen Autors. Mit dem Klicken auf einen solchen *Link* wird die eben angezeigte Seite verlassen und die neue Seite angezeigt, auf die der *Link* »zeigt«. Wenn man eine interessante Seite gefunden hat, so findet man dort meist viele weitere *Links* zu anderen Seiten, die auch das gleiche Thema behandeln. Auf diese Weise kann man sich langsam durch das Internet »hangeln« (wie man hier am besten vorgehen sollte, wird im Hauptteil noch näher erläutert). Sie können jedoch jederzeit zu einer vorher betrachteten Seite zurückkehren, indem Sie auf die Schaltfläche »Zurück« (engl. »Back«) in der oberen Zeile des Browsers klicken. Sehr hilfreich ist hierbei auch die Tatsache, dass sich die Farbe eines *Links* ändert, wenn man die Seite, auf die er zeigt, schon einmal betrachtet hat. Wenn man hierauf achtet, kann man vermeiden, dass man immer wieder bei derselben Seite landet oder eine Seite übersieht.

Wie sind Adressen von Internet-Seiten aufgebaut?

 Internet-Seiten werden mit Hilfe ihrer Internet-Adresse (URL oder Uniform Resource Locator) aufgerufen.

Der *URL* ist notwendig, um eine gewünschte Seite aufrufen und anzeigen zu können. Wie bei »normalen« Adressen mit Name, Straße und Hausnummer sowie Postleitzahl und Ort haben auch die Adressen von Internet-Seiten einen festen Aufbau. Eine solche Adresse könnte z.B. lauten: http://www.dkfz-heidelberg.de/misc/krebs.htm.

Es handelt sich hierbei um eine Seite des Deutschen Krebsforschungszentrums, auf der man Links, also Verweise, zum Thema Krebs findet. Die Adresse dieser Seite besteht aus 2 Teilen: der sog. »Domain« sowie der eigentlichen Seite: http://www.dkfz-heidelberg.de/ (Domain) und misc/krebs.htm (Seite).

Diese Unterteilung kann folgendermaßen verdeutlicht werden: Die *Domain* ist wie der Titel eines Buches; mit der Adresse der *Seite* lässt sich in diesem Buch eine ganz bestimmte Seite aufrufen, als ob man in einem Buch anhand der Seitenzahl eine ganz bestimmte Seite aufschlägt. Wie beim Titel eines Buches kann man auch aus der Domain einige Rückschlüsse auf den Inhalt der Seiten ziehen. Außerdem behandeln Seiten einer einzelnen Domain häufig dasselbe Thema. So findet man unter http://www.krebshilfe.de/ Informationen der Deutschen Krebshilfe, einem 1974 gegründeten Verein, dessen Ziel es ist, die Krebskrankheiten in all ihren Erscheinungsformen zu bekämpfen. Dagegen lassen Adressen von *einzelnen Seiten* häufig keinen Rückschluss auf deren Inhalt zu, da hier Abkürzungen verwendet werden. Wer hätte vermutet, dass es sich bei der Seite »misc/krebs.htm« um eine Seite mit Links handelt?

Die Domain fängt *immer* mit »http://« an; *http* bedeutet dabei soviel, dass man den Inhalt der Adresse mit dem Browser betrachten möchte. Das »http://« muss man jedoch nicht immer voranstellen, sondern kann sofort den Rest der Adresse eingeben, der Browser setzt dann automatisch das »http://« davor. Zumeist folgt nach dem »http://« das Kürzel »www« für *world wide web*. (Dies ist jedoch nicht immer der Fall, dieser Teil kann manchmal auch »w3« heißen oder ganz fehlen). Danach folgt der Domain-Name, der meist aus einem prägnanten Wort bzw. einer Abkürzung besteht. Dieser Domain-Name kann aus Buchstaben und Zahlen bestehen, es können das Minuszeichen (-) und ein Punkt (.) darin vorkommen, jedoch keine Leerstellen und keine »deutschen« Schriftzeichen (ß, ö, ä oder ü). Bei den meisten Browsern ist es egal, ob man die Domain, also den 1. Teil einer Adresse, klein oder groß schreibt. Da der Domain-Name vom Betreiber frei gewählt und beantragt werden kann, darf man sich von seriös klingenden Domain-Namen nicht täuschen lassen. So besitzt z.B. die anerkannte Deutsche Krebshilfe den Domain-Namen »krebshilfe« (ihre vollständige Domain ist ja http://www.krebshilfe.de/). Jedoch könnte (fast) jeder einen ähnlich klingenden Domain-Namen registrieren lassen und somit den Eindruck erwecken, es handele sich dabei um eine Seite, die genauso anerkannt ist wie die der Deutschen Krebshilfe. Nach dem Domain-Namen folgt ein bis zu dreistelliges Kürzel, das entweder das Land oder die Rubrik der Seite beschreibt: Hier gibt es z.B. ».de« für Deutschland, ».at« für Österreich, ».ch« für die Schweiz und ».fr« für Frankreich. Rubriken gibt es z.B. ».com« für Unternehmen (vom engl. commercial = kommerziell) oder ».org« meist für karitative Organisationen. So findet man unter http://www.cancer.org/ die »American Cancer Society« (Amerikanische Krebsgesellschaft).

Da bekannte Organisationen bzw. Unternehmen fast immer einen Domain-Namen wählen, der ihrem richtigen Namen entspricht oder sehr ähnlich ist, ist es manchmal möglich, den Domain-Namen zu erraten. Jedoch findet man das Deutsche Krebsforschungszentrum in Heidelberg unter http://www.dkfz-heidelberg.de/ bzw. auch unter http://www.dkfz.de/. Da der eigentliche Name »Deutsches Krebsforschungszentrum« eine Leerstelle aufweist, kann er aufgrund der oben beschriebenen Regeln nicht als Internet-Adresse verwendet werden. Dagegen hat die »Deutsche Krebsgesellschaft«, die auch eine Leerstelle im Namen führt, für die Adresse http://deutsche.krebsgesellschaft.de/ entschieden; sie ist aber auch unter http://www.krebsgesellschaft.de/ zu erreichen. Es ist aber eher die Ausnahme,

dass man *dieselbe* Internet-Seite über verschiedene Adressen erreichen kann.

Die Domain kann sich aber nicht nur vom Namen einer Organisation ableiten, sondern auch vom Thema bzw. Inhalt der Seiten. Der Krebsinformationsdienst am Deutschen Krebsforschungszentrum, der ein Krebsberatungstelefon unterhält, hat sich die Domain http://www.krebsinformation.de/ ausgewählt. Daneben gibt es viele weitere Adressen, die sich aus einer Wortkombination von »Krebs« und einem anderem Wort zusammensetzen. Hier ist dann überhaupt nicht mehr ersichtlich, ob es sich um Seiten einer Privatperson, einer nichtkommerziellen Organisation oder um einen kommerziellen Anbieter handelt (Tipps zum Erkennen unseriöser Internet-Seiten finden Sie auf *S. 90*). Andererseits findet man häufig interessante Internet-Seiten auch unter einer *Domain*, deren Name nicht auf solche Inhalte hinweist.

Was ist eine Homepage?

Die Homepage (engl. »Heimseite«) ist die Hauptseite einer zusammengehörigen Zahl von Internet-Seiten.
Eine zusammengehörige Zahl von Internet-Seiten nennt man Website (engl. Platz, Stelle, Standort)

Um beim obigen Beispiel des Buches zu bleiben: Die Website kann man als Artikel in einem Buch auffassen. Die Hauptseite dient als Einstiegsportal, als zentraler Einstiegspunkt, für die Besucher dieser Website: Sie bietet meist einen thematischen Katalog bzw. ein Auswahlmenü, mit dem sich bestimmte Seiten finden lassen. So hat der Krebsinformationsdienst am Deutschen Krebsforschungszentrum in Heidelberg seine Hauptseite unter http://www.krebsinformation.de/. Diese Seite bietet auf der linken Seite ein (graphisches) Auswahlmenü, mit dem sich bestimmte Unterbereiche abgrenzen lassen, z.B. »Fragen und Antworten«, »Belastende Symptome«, »Fachbegriffe« oder »Adressen«. Wenn man auf einen dieser Links klickt, erhält man bereits die ersten Informationen zum ausgewählten Thema;

man kann sein Interessengebiet aber meist noch weiter eingrenzen. Die Adresse der Hauptseite ist bei Organisationen und Unternehmen meist gleich der Domain (also z.B. http://www.krebshilfe.de/. In manchen Fällen ist dies aber nicht so. Zum einen kann es unterhalb einer Hauptadresse noch weitere Hauptadressen geben. Die Adresse der Homepage der Universität Heidelberg lautet beispielsweise http://www.uni-heidelberg.de/. Auf dieser Seite findet man das Auswahlmenü der Universität. Die darunterliegende Homepage der Medizinischen Fakultät findet man unter http://www.med.uni-heidelberg.de/. Das Auswahlmenü dieser Seite bezieht sich nur auf die Seiten der Medizinischen Fakultät. Zum anderen können sich unterhalb einer Homepage auch eine Vielzahl von anderen Homepages befinden. Dies ist z.B. oft dann der Fall, wenn Privatleute eigene Internet-Seiten erstellen. Sie nutzen dann meist den (kostenlosen) Service ihres Providers oder eines anderen Unternehmens und legen ihre Seiten auf dessen Rechner ab. Dann sind ihre Seiten unter der Domain dieses Providers bzw. Unternehmens zu finden. Man richtet dann für seine Seiten eine eigene Homepage an, um eine Übersicht über die eigenen Seiten zu vermitteln.

Gerade bei Domains, die Bezeichnungen wie »t-online«, »aol«, »geocities« usw. als Bestandteil ihres Namens aufführen, wird es sich meist um private Seiten handeln und nicht etwa um Seiten des jeweiligen Unternehmens. Darüber hinaus haben in der Regel Studenten die Möglichkeit, eigene Internet-Seiten (mit einer eigenen Homepage) unterhalb der Domain ihrer Universität oder Hochschule zu veröffentlichen. In diesem Falle sollten die Dokumente auch als private Aussagen interpretiert werden und nicht etwa als Aussagen der jeweiligen Universität oder Hochschule. Abbildung 3.3 verdeutlicht den Zusammenhang zwischen den verschiedenen Begriffen. Eine *Website* besteht aus einzelner Vielzahl verschiedener Seiten, die mit Links untereinander verbunden sind. Der Einstieg auf eine Website erfolgt in der Regel über die *Homepage*, die meist eine einfache Internet-Adresse hat und eine Übersicht über die darunterliegenden *Unterseiten* beinhaltet.

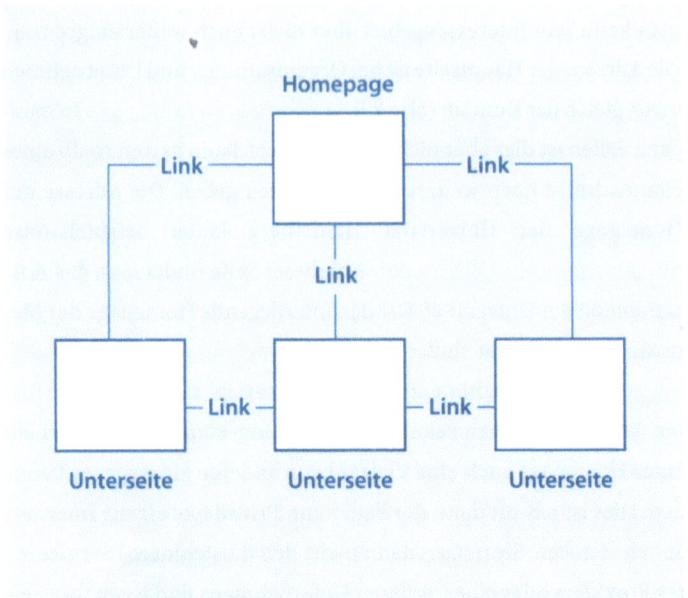

Abb. 3.3
Bestandteil einer Website

Wie ist die Adresse einer einzelnen Seite aufgebaut?

Der Teil der gesamten Adresse, der genau eine Seite identifiziert (im obigen Beispiel »/misc/krebs.htm« ist aufgebaut wie die Adresse einer Datei auf dem Laufwerk eines Computers (das ist es letztlich auch). Nach dem Länder- oder Rubrikenkürzel (wie z.B. ».de« oder ».com«) folgt immer ein Schrägstrich »/«. Danach folgt eine Zeichenkette, die aus Zahlen, Buchstaben, dem Minuszeichen »-«, dem Unterstrich »_« und dem Schrägstrich »/« bestehen kann; deutsche Sonderzeichen (ß, ä, ö und ü) wird man nur selten finden. Darüber hinaus kann auch eine Tilde »~« (Tastenkombination AltGr und +) vorkommen, die in den meisten Fällen anzeigen soll, dass es sich um eine private Seite handelt. (Der Schrägstrich zeigt an, dass sich die Datei in einem Unterverzeichnis befindet). Da man sich mit dem Browser fast ausschließlich Seiten anschaut, die in der Programmiersprache »html« verfasst sind, folgt am Ende ».html« oder ».htm«. Auch die Adresse einer Homepage wie die der Universität Heidelberg (http://www.uni-heidelberg.de/) ist grundsätzlich derart aufgebaut. Wenn nämlich ein Schrägstrich am Ende einer Adresse steht, wird automatisch »index.html« bzw. »index.htm« hinzugefügt. Die Adresse der Homepage der Universität Heidelberg lautet also eigentlich http://www.uni-heidelberg.de/index.html , die des Fachbereichs Medizin http://www.uni-heidelberg.de/fak5/index.html . Nach dem ».html« oder ».htm« dürfen jedoch weder ein Schrägstrich noch andere Zeichen folgen. In seltenen Fällen kann jedoch eine Raute # mit einer beliebigen Zeichenkette folgen, damit wird direkt eine bestimmte Stelle auf einer längeren Seite aufgerufen.

Wie funktioniert e-Mail (elektronische Post)?

Über elektronische Post (e-Mail) lassen sich Nachrichten und Dateien in Sekundenschnelle versenden und empfangen.

Das Versenden von e-Mails (elektronische Post) ist einer der am meisten genutzten Dienste im Internet. Innerhalb von wenigen Sekunden können Texte an einen anderen Internet-Nutzer geschickt werden – völlig unabhängig von seinem Aufenthaltsort. Es lassen sich sogar Bilder und Dateien über das Internet verschicken. Allerdings müssen Sie dafür ein e-Mail-Programm auf Ihrem Rechner installiert haben, eine eigene e-Mail-Adresse besitzen und die e-Mail-Anschrift des Empfängers Ihrer Nachricht kennen. Eine e-Mail-Adresse erhält man meist von dem Unternehmen, bei dem man seinen Internet-Zugang angemeldet hat (Provider). Für das Versenden von e-Mails entstehen in der Regel keine zusätzlichen Kosten außer den üblichen Verbindungskosten für das Internet. e-Mail-Adressen sind folgendermaßen aufgebaut: name@domain.de Das Zeichen @ (gesprochen: »ät«, auch bezeichnet als »Klammeraffe«) steht für das englische Wort »at« (bei) und trennt die Bezeichnung des Empfängers von der Bezeichnung der Organisation, die das e-Mail-Postfach betreibt. Dieses für den Versand von e-Mails wichtige Sonderzeichen erhalten Sie mit der Tastenkombination *AltGr* und *q* (bzw. *Strg*, *Alt* und *q*), indem Sie alle 3 Tasten gleichzeitig drücken. Der Aufbau des Adressteils nach dem »@« ist analog zur oben beschriebenen Domain. Der »Name« des Empfängers vor dem @ ist oft eine Kurzform seines

»echten« Namens. Ein Hans Müller könnte sich z.B. für die folgenden Benutzernamen entscheiden: hans.mueller@..., h.mueller@..., hmueller@... oder auch irgendwie anders. (Auch hier gilt, dass deutsche Sonderzeichen wie ß, ä, ö oder ü nicht möglich sind; die Groß- und Kleinschreibung spielt bei e-Mail-Adressen keine Rolle). Das Problem hierbei ist, dass Herr Müller einen sehr verbreiteten Namen besitzt (was landläufig als »Allerweltsname« bezeichnet wird). Daher werden noch einige andere Hans Müller existieren, die ihre e-Mail-Adresse auch möglichst einfach aufbauen möchten. Hinzu kommt, dass man selten weiß, bei welchem Provider Herr Müller seine e-Mail-Adresse eingerichtet hat, was also nach dem »@« kommt. Der Provider ist völlig unabhängig vom Wohnort eines Internet-Nutzers. Des weiteren kann er ja auch eine Adresse besitzen, die nur aus Zahlen besteht. Ein Verzeichnis, in dem – ähnlich zum Telefonbuch – alle e-Mail-Adressen aufgelistet werden, existiert bislang nicht. Es gibt zwar zahlreiche sog. Suchmaschinen, mit denen man e-Mail-Adressen suchen kann; leider ist jedoch nur eine geringe Zahl der Benutzer hier verzeichnet, da man nur jemanden finden kann, der sich dort freiwillig eingetragen hat. Bei der zunehmenden Zahl von Werbe-e-Mails ist die Bereitschaft zu einer solchen Eintragung nicht sehr hoch. Daher wird man auch in Zukunft nur solchen Menschen e-Mails schreiben können, deren Adresse man kennt oder auf einer Internet-Seite gefunden hat. (Die einzig relativ brauchbare Suchmaschine für e-Mail-Adressen ist MesaGer unter http://mesa.rrzn.uni-hannover.de/). Auch bei den e-Mail-Adressen von Organisationen gibt es keine einheitliche Hauptadressierung. So ist die Hauptadresse der Deutschen Krebshilfe deutsche@krebshilfe.de, die der Schweizerischen Krebsliga info@swisscancer.ch und der Deutschen Krebsgesellschaft service@deutsche.krebsgesellschaft.de. Falls bei einer Organisation, die unter einer eigenen Domain zu finden ist, einmal keine Kontaktadresse zu finden sein sollte, können Sie versuchen, an den Webmaster (engl. »Netzmeister«) zu schreiben. Der Webmaster ist eigentlich der Kontakt für technische Fragen und Probleme, also wenn z.B. Fehler beim Seitenaufruf auftreten. Er besitzt jedoch meist die einzige e-Mail-Adresse einer Organisation, die man einfach erraten kann, da sie immer folgendermaßen aufgebaut ist: »webmaster@domain.xx«, also im Falle der Deutschen Krebshilfe »webmaster@krebshilfe.de« und im Falle der Schweizerischen Krebsgesellschaft »webmaster@swisscancer.ch«. Diese Adresse des Webmasters existiert aber nicht immer und manchmal – wenn sie existiert – kann der Empfänger keine Auskunft geben, da er wirklich nur technischer Administrator ist und keine Auskunft zu den Inhalten geben kann.

Anhand des Programms *Microsoft Outlook Express (Abb. 3.4)* möchten wir verdeutlichen, wie solche e-Mail-Programme funktionieren. Wie gewohnt befindet sich am oberen Rand die Menüleiste, auf der alle Funktionen über ein Textmenü bzw. die wichtigsten Funktionen über eine graphische Leiste ausgewählt werden können. Der Rest des Fensters teilt sich in verschiedene Teilfenster auf, die man aber einzeln ausblenden bzw. beliebig vergrößern und verkleinern kann. Im linken Fenster zeigt *Outlook Express* die vorhandenen Ordner an, in denen die geschriebenen bzw. empfangenen e-Mails abgelegt werden. Während rechts oben der Inhalt des ausgewählten Ordners (also die einzelnen e-Mails) angezeigt wird (Fenster »Nach-

Abb. 3.4
Lesen und Verfassen von e-Mails mit Microsoft Outlook Express

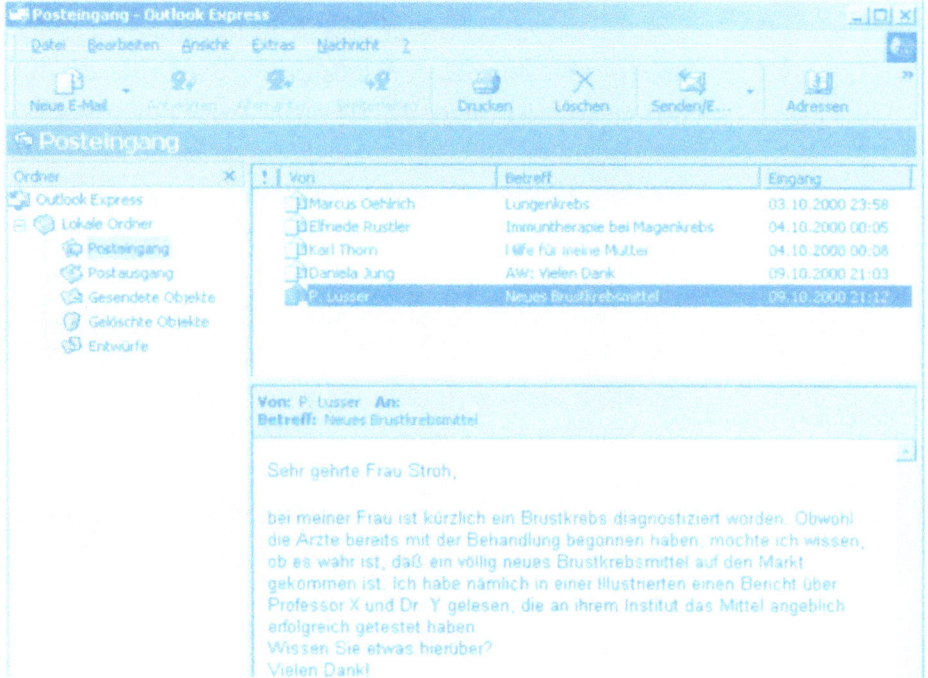

richtenliste«), kann man sich im unteren Teil den Inhalt einer bestimmten e-Mail anzeigen lassen (sog. »Vorschaufenster«). Standardmäßig sind in *Outlook Express* 5 Ordner angelegt: *Posteingang* für empfangene e-Mails, *Postausgang* für e-Mails, die auf den Versand warten, *Gesendete Objekte*, für e-Mails, die erfolgreich verschickt wurden, *Gelöschte Objekte* für e-Mails, die Sie gelöscht haben, und *Entwürfe* für e-Mails, die noch bearbeitet werden sollen. Diese 5 Grundordner sind bei *Netscape Mail* analog angelegt, sie tragen lediglich andere Bezeichnungen. Die e-Mail-Programme legen e-Mails grundsätzlich nach diesem Schema ab, d. h. eingehende e-Mails werden automatisch in den »Posteingang« verschoben, während eine von Ihnen selbst gesendete e-Mail im Ordner »Gesendete Objekte« aufbewahrt wird. Im fiktiven Beispiel der *Abb. 3.4* haben wir mehrere e-Mails erhalten, die sich links im ausgewählten Ordner »Posteingang« befinden. Die Anzahl der e-Mails im ausgewählten Ordner wird dabei in der Informationsleiste am linken unteren Rand des *Outlook-Express*-Fensters angezeigt. Von den hier befindlichen 5 Nachrichten sind keine ungelesen. Ungelesene Nachrichten (bzw. im Ordner *Postausgang* ungesendete Nachrichten) werden dadurch hervorgehoben, dass die betreffende Zeile in der Nachrichtenliste fettgedruckt wird. Gleichzeitig wird auch der Name des betreffenden Ordners fettgedruckt dargestellt, wobei eine kleine Zahl rechts vom Ordner die Anzahl der ungelesenen (bzw. nicht gesendeten) e-Mails in diesem Ordner angibt. In der *Nachrichtenliste* werden diese 5 empfangenen (und bereits gelesenen) e-Mails aufgelistet, im Vorschaufenster darunter wird die oben ausgewählte Nachricht angezeigt. Um Herrn Lusser zu antworten, muss seine e-Mail in der Nachrichtenliste ausgewählt sein. Über die Schaltfläche *Antworten* auf der Menüleiste können Sie dann ein Formular für das Verfassen einer Antwort-e-Mail öffnen. In diesem Formular wird die e-Mail-Adresse des Empfängers automatisch eingetragen, da Sie ja Herrn Lusser antworten, dessen e-Mail-Adresse in seiner eigenen e-Mail angegeben ist. Zudem wird je nach Einstellung Ihres e-Mail-Programms die e-Mail von Herrn Lusser zitiert, d. h. der betreffende Nachrichtentext wird in Ihre Antwort eingefügt und eine spezielle Formatierung als Zitat kenntlich gemacht. Durch dieses Verfahren kann der Empfänger einer *Antwort* sofort erkennen, auf welche eigene Nachricht sich der Antwortende bezieht. Nutzen Sie daher diese automatische Zitierfunktion, wenn Sie jemanden antworten. Für das Verfassen einer neuen Nachricht klicken Sie auf die Schaltfläche *Neue e-Mail* bzw. *Neu*. Es öffnet sich dann ein leeres Formular, in das Sie dann jedoch auch die e-Mail-Adresse des Empfängers eintragen müssen.

Wie in anderen Bereichen, haben sich auch bei der Kommunikation via e-Mail einige Konventionen und Gepflogenheiten, die sog. Netiquette, herausgebildet. Grundsätzlich kann man sagen, dass e-Mails weniger formell verfasst werden als Briefe. Es gibt viele Internet-Nutzer, die selbst einen unbekannten Adressaten »duzen«; ein »Sehr geehrte Frau«, »Sie« oder die Endformel »Mit freundlichen Grüßen« findet man gerade bei jungen Menschen sehr selten. Häufiger sind dagegen das »Hallo«, »Du« und »Viele Grüße«. Gerade an diese Feinheiten muss man sich erst einmal gewöhnen, obwohl dies keine festen Konventionen sind, sondern nur Tendenzen. e-Mails sollte man am besten so schreiben, wie man sie selbst gerne erhalten würde. Vielleicht nimmt dies ja Ihr »Gesprächspartner« wahr und schreibt Ihnen in gleicher Weise zurück. Jedoch sollte man sich nicht wundern, wenn jemand, dem man selbst eine Nachricht in »höflicher« Form zugesandt hat, plötzlich sehr salopp antwortet. Das Internet hat eben ein anderes (liberaleres) Verständnis von Höflichkeit. Jedenfalls wird viel mehr Wert darauf gelegt, dass der Inhalt der Nachricht freundlich abgefasst ist. Vergessen Sie nie, dass die meisten Angebote im Internet in Eigeninitiative angeboten werden. Selbsthilfegruppen sowie andere Patienten und Angehörige sind ja nicht verpflichtet, Ihnen (ausführlich) zu antworten. Jedoch ist es manchmal erstaunlich, wie bereitwillig geholfen und Auskunft gegeben wird (wenn man nur freundlich genug schreibt). Des weiteren sollte man sich möglichst kurz halten und einen aussagekräftigen Betreff (engl. subject) angeben. Wenn Sie zum ersten Mal an jemanden schreiben, beziehen Sie sich auch unbedingt darauf, wo Sie seine e-Mail-Adresse gefunden haben (z. B. auf welcher Website). Damit vermeiden Sie, dass der Empfänger Ihre Nachricht mehrmals lesen

Das Internet besitzt eigene Gepflogenheiten

muss, um den Inhalt zu verstehen. Da viele Arbeitnehmer Ihre dienstliche e-Mail-Adresse auch für private Zwecke nutzen (dies sollte mit dem Arbeitgeber abgesprochen sein), kann es z.B. sein, dass der Ansprechpartner einer Selbsthilfegruppe Ihre Nachricht falsch versteht. Schreiben Sie also an ihn nicht einfach mit der Bitte um weitere Informationen – es könnte sein, dass er Ihnen eine Werbebroschüre seiner Firma zusendet und nicht die der Selbsthilfegruppe! Auch wenn Sie eine e-Mail beantworten, sollten Sie kurz auf die vorangegangene e-Mail Bezug nehmen. Nutzen Sie hierzu am besten die Funktion »Antwort« bzw. »Reply« Ihres e-Mail-Programmes. Markieren Sie die erhaltene e-Mail und klicken Sie auf die jeweilige Schaltfläche »Antwort« bzw. »Reply«. Dann öffnet sich ein Fenster zum Verfassen einer neuen e-Mail, wobei jedoch der Empfänger automatisch übernommen wird; auch die Betreffzeile der empfangenen Nachricht wird übernommen. Darüber hinaus wird die alte Nachricht in Ihrer Nachricht zitiert, d. h. sie wird automatisch am Ende Ihrer Nachricht eingefügt. So kann der Empfänger Ihrer Nachricht sofort sehen, was er Ihnen geschrieben hat.

Wie sucht man im Internet?

Um die Informationsmöglichkeiten des Internet nutzen zu können, benötigt man die Adresse der Seite, die man betrachten möchte. Wie beschrieben wurde, gibt es bei der Benennung der Adressen zwar einige Regeln, jedoch ist es kaum möglich, die richtige Adresse zu erraten. Außerdem weiß man ja oftmals gar nicht, was man genau sucht.

Suchmaschinen und Verzeichnisse helfen dem Internet-Nutzer bei der Suche nach bestimmten Seiten und Informationen

So kann man mit einer Suchhilfe nach einer bestimmten Krebsart suchen, ohne genau anzugeben, ob man sich für medizinische Informationen hinsichtlich dieser Krebsart oder eher für den Kontakt mit anderen Betroffenen interessiert. Für die Suche nach Internet-Seiten gibt es verschiedene Arten von Suchhilfen; die größten wie Altavista, Hotbot oder Excite erfassen etwa 30% aller vorhandenen Seiten, also etwa 100 Mio. Entsprechend groß kann daher das Ergebnis einer zu allgemeinen Suche ausfallen. Andere verzeichnen wiederum nur einige 1000 Seiten. Für den Erfolg der Suche ist es daher sehr wichtig, die richtige Suchhilfe auszuwählen. Anhand welcher Kriterien dies geschehen sollte, wird im nächsten Kapitel gezeigt. Für die Anwendung dieser Kriterien sollte man jedoch die grundsätzlichen Unterschiede zwischen den einzelnen Arten von Suchhilfen kennen. Üblicherweise werden *alle* Suchhilfen als »Suchmaschine« bezeichnet; um aber die Eigenheiten der verschiedenen Suchhilfen verdeutlichen zu können, wird im Folgenden zwischen den folgenden Arten unterschieden: Automatische Suchmaschinen, Verzeichnisse und Meta-Suchmaschinen. Zu jeder Kategorie werden einige Beispiele genannt; ein ausführliches Verzeichnis der Suchhilfen finden Sie in *Kap. VI*.

Suchmaschinen suchen selbständig nach neuen Internet-Seiten, bewerten den Inhalt und nehmen sie in ihre Datenbank auf

Suchmaschinen sind von ihrem Datenbestand her die umfangreichsten und aktuellsten Datenbanken. Die wichtigsten Vertreter dieser Art sind die oben genannten *Altavista* (http://www.altavista.de/), *Lycos* (http://www.lycos.de/) und *Excite* (http://www.excite.de/). Ihr Datenbestand ist sehr aktuell, da sie auch regelmäßig überprüfen, ob sich der Inhalt der Seite geändert hat oder ob die Seite vielleicht gar nicht mehr vorhanden ist. Der umfassende Datenbestand (obwohl nur ca. 30% des Internet verzeichnet sind) ist ihr Vorteil, aber gleichzeitig auch ihr größter Nachteil. Sicherlich findet man bei ihnen viele Seiten, meist aber zu viele. Nicht selten werden bei einer Suche nach einem einzelnen Wort *mehrere Mio.* Seiten gefunden! So ergab eine Suche nach dem Wort »Krebs« in Altavista 133.320 Seiten. Denn diese Suchmaschinen durchsuchen meist den ganzen Text der vorhandenen Seiten nach dem von Ihnen eingegebenen Suchwort. Darüber hinaus können die Autoren ihren Seiten auch unsichtbare Inhaltsbeschreibungen (sog. Meta-Tags) beifügen, die ebenfalls von den Suchmaschinen durchsucht werden. Da das Wort »Krebs« ja in vielen Seiten auftaucht, unter anderem auch in Seiten, die das *Tier* Krebs behandeln, oder aber in Seiten, in denen z.B. eine Person mit dem *Namen* »Günther Krebs« genannt wird, eignen sich diese Suchmaschinen eigentlich nur für die Suche nach seltenen (und eindeutigen) Wörtern sowie für spezielle Suchabfragen. Daher macht eine Suche nach dem Wort »Krebs« nicht sehr viel Sinn, da man sich erst einmal Dutzende gefundene Internet-Seiten anschauen muss, bis man eine Seite findet, die wirklich die *Krankheit* Krebs behandelt. Dagegen ist eine Suche nach der Krankheit Leukämie schon erfolgreicher, zumindest ist dieses Wort eindeutig. Daher findet man hier überwiegend Seiten, die sich tatsächlich mit der Krankheit Leukämie befassen (es gibt eben niemanden, der »Leukämie« heißt!). Bei dieser Suche findet man zwar bessere Ergebnisse, jedoch immer noch einige tausend. Daher ist es bei dieser Art Suchmaschinen ratsam, keine einfache Suche nach einem Wort, sondern eine spezielle Suchabfrage zu starten. Diese Suchmaschinen bieten meist die Möglichkeit, das Suchergebnis weiter einzugrenzen. Die bestehenden Möglichkeiten sollen hier am Beispiel der Suchmaschine *Altavista* dargestellt werden, da diese u. E. eine der besten dieser Art ist. In jedem Fall gibt es bei allen Suchmaschinen einen Link »Hilfe« (oder »Tipps zur Suche«), über den man ausführliche Informationen zur Suchabfrage erhält. Sie können z.B. die Anzahl der Suchergebnisse einschränken, indem Sie eine bestimmte Sprache auswählen, in der die gesuchte Internet-Seite verfasst sein soll: Wenn Sie die deutsche Ausgabe von *Altavista* abrufen (über http://www.altavista.de/) ist automatisch als Sprache »Deutsch« voreingestellt. Sie können diese Voreinstellung jedoch ändern, indem Sie auf das Auswahlzeichen rechts neben der Sprache klicken. Dies ist bei den deutschen Ausgaben von *Excite* http://www.excite.de/ und *Lycos* http://www.lycos.de/ ähnlich. Darüber hinaus sind noch *Fireball* http://www.fireball.de/)und *Infoseek* http://www.infoseek.de/ zu empfehlen. Die vorgenannten Suchmaschinen suchen standardmäßig nach deutschsprachigen Internet-Seiten. *Hotbot* http://www.hotbot.com/ dagegen ist bislang nur in einer englischsprachigen Version verfügbar, sucht jedoch auch nach

Tabelle 3.2 — Suchmaschinen im Internet

Name	Internet-Aresse	Beschreibung
Altavista	http://www.altavista.de/	Dient als erste Anlaufstelle
Fireball	http://www.fireball.de/	Ist sehr aktuell
Infoseek	http://www.infoseek.de/	Wird von T-Online verwendet
Lycos	http://www.lycos.de/	Wird oft verwendet
Excite	http://www.excite.de/	Bietet viele Suchoptionen
Speedfind	http://www.speedfind.de/	Ist eine gute Alternative
Crawler.de	http://www.crawler.de/	Ist ebenfalls eine gute Alternative
Northern Light	http://www.northernlight.com/	Ist ideal für internationale Suchen
Hotbot	http://www.hotbot.com/	Ist sinnvoll für geübte Sucher
Fast Search	http://www.alltheweb.com/	Liefert breit gestreute Ergebnisse

deutschsprachigen Seiten. Die *Tabelle 3.2* gibt eine Übersicht über die genannten Suchmaschinen.

Verzeichnisse werden »von Menschenhand«, d. h. einer Redaktion, zusammengestellt und listen nur eine kleine Auswahl von Internet-Seiten thematisch geordnet auf.

Verzeichnisse haben einen ganz anderen Aufbau als Suchmaschinen. Sie wollen nicht möglichst viele der vorhandenen Seiten aufnehmen, sondern nur eine relativ gute Auswahl. In der Regel wird in ein Verzeichnis nur die jeweilige Homepage einer Website aufgenommen, während Suchmaschinen fast alle Seiten einer Website in Ihre Such-Datenbank übernehmen. Verzeichnisse sind daher sehr übersichtlich, da die Links zu den einzelnen verzeichneten Seiten in Rubriken (auch Kataloge genannt) einsortiert werden. Diese Rubriken sind in Verzeichnisstruktur aufgebaut und werden detaillierter, je tiefer man in diese Verzeichnisstruktur vordringt. Bei dem bekanntesten Verzeichnis *Yahoo!* http://www.yahoo.de/ findet man Informationen zu

Tabelle 3.3	Verzeichnisse im Internet	
Name	Internet-Adresse	Beschreibung
Yahoo!	http://www.yahoo.de/	Listet die wichtigsten Adressen
Allesklar	http://www.allesklar.de/	Ist sehr umfassend und aktuell
Dino	http://www.dino-online.de/	Ist sehr übersichtlich
Web.de	http://www.web.de/	Besitzt Potenzial

Krebs unter der Rubrik *Gesundheit* ▸ *Krankheiten* und *Beschwerden* ▸ *Krebs*. Auf dieser Ebene sind nur Seiten verzeichnet, die sich mit der Krankheit Krebs allgemein befassen. Im Gegensatz zu den Suchmaschinen hat man hier keine »falschen« Seiten, weil z.B. jemand »Günther Krebs« heißt. Man hat jetzt noch die Möglichkeit, weiter einzugrenzen, indem man unter weiteren Rubriken z.B. eine spezielle Krebsart auswählt. Von allen deutschsprachigen Verzeichnissen hat *Yahoo!* zwar die wenigsten Einträge, ist dagegen aber sehr übersichtlich. Beim Verzeichnis *AllesKlar* http://www.allesklar.de/ findet man Informationen zum Thema Krebs unter *Gesundheit* ▸ *Krankheiten* ▸ *Körperkrankheiten* ▸ *Krebs*. Das Verzeichnis *Dino* http://www.dino-online.de/ hat mit Abstand die meisten Einträge unter den Verzeichnissen und wird damit wieder schon sehr unübersichtlich. Die *Tabelle 3.3* gibt eine Übersicht über die genannten Verzeichnisse. Jedoch kann man in allen Verzeichnissen auch einfache Suchen durchführen, um z.B. eine passende Rubrik oder auch einzelne Seiten zu finden (hier wird jedoch nur über die Bezeichnungen der Einträge gesucht, nicht aber über den Inhalt der Seiten selbst, so dass man z.B. in Yahoo! nach selteneren Suchwörtern vergebens sucht). Verzeichnisse haben gegenüber den Suchmaschinen den bedeutenden Nachteil, dass sie weniger aktuell sind. Zum einen findet man bei ihnen seltener aktuelle Seiten; zum anderen sind oftmals noch Seiten eingetragen, die überhaupt nicht mehr vorhanden sind. Beim Klicken des Links muss dann eine Fehlermeldung den Suchenden darauf hinweisen, dass die eingetragene Seite nicht mehr existiert. Im *Kap. IV* finden Sie Beispiele zur Nutzung von Suchmaschinen.

Tabelle 3.4	Meta-Suchmaschinen im Internet	
Name	**Internet-Adresse**	**Beschreibung**
MetaGer	http://www.metager.de/	Ist sehr empfehlenswert
Intelliseek	http://www.intelliseek.de	Sucht international

Meta-Suchmaschinen verfügen über keine eigenen Daten, sondern fragen lediglich eine bestimmte Auswahl der vorgenannten Suchhilfen selbständig ab und sortieren die Ergebnisse.

Dadurch müssen Sie nicht bei jeder einzelnen Suchmaschine anfragen und erhalten zumeist eine Zusammenfassung der einzelnen Suchergebnisse derart, dass Mehrfachnennungen eliminiert werden. Anfragen bei Meta-Suchmaschinen ergeben daher immer mehr Ergebnisse als bei einer einzelnen, anderen Suchhilfe. Daher erzielt man gerade bei selteneren Suchwörtern (z.B. dem »Phylloidestumor«) oder speziellen Suchabfragen mit ihnen die besten Resultate. Leider bieten Meta-Suchmaschinen als *einzige* spezielle Suchabfrage die Suche nach mehreren Wörtern, die *alle* in der betreffenden Seite gefunden werden müssen. Eine sehr empfehlenswerte Suchmaschine gerade für den deutschsprachigen Raum ist *MetaGer* der Universität Hannover http://www.metager.de/. Bei *MetaGer* können Sie nach Eingabe des Suchwortes (bzw. der Suchworte) die maximale Suchzeit (und damit die Gründlichkeit der Suche) einstellen *(Tabelle 3.4)*.

Darüber hinaus gibt auch *weitere Suchhilfen*, die sich nicht genau zuordnen lassen. Diese suchen das Suchwort teilweise nur in bestimmten Teilen einer Seite und verfügen nur über eine kleinere und unausgewogene Datenbasis. Daher sind sie für die Krebsinformationssuche weniger geeignet. Nur wenn gewisse Verbindungen zum Thema bestehen, wie etwa bei regionalen oder medizinischen Suchhilfen, können sie hilfreich sein, um beispielsweise Selbsthilfegruppen oder medizinische Informationen zu finden.

Inwieweit ist im Internet Anonymität gewährleistet?

Fälschlicherweise gehen Internet-Nutzer meist davon aus, dass beim Betrachten von Internet-Seiten völlige Anonymität gewährleistet sei, da man ja selbst keine Daten sende. Völlige Anonymität herrscht jedoch nicht. Denn beim Weg durch das Internet hinterlässt man eine elektronische Spur, die in manchen Fällen die Anonymität durchbrechen kann. Dies ist dadurch begründet, dass Ihr Computer bei jedem Einwählen von zu Hause aus von Ihren Internet-Provider eine sog. IP-Nummer zugewiesen bekommt. Dies ist eine mehrstellige Zahl, die sozusagen als Postfach während Ihrer Internet-Sitzung dient. Alle Seiten, die Sie betrachten möchten, fordert Ihr Computer bei anderen Computern an. Dabei übergibt er diesen Computern auch die IP-Nummer, an die die angeforderten Seiten dann geschickt werden. Ihr Computer ist somit während *einer* Internet-Sitzung eindeutig identifizierbar, d. h. der andere Computer weiß, welche Seiten Sie sich während dieser einen Sitzung sonst noch angesehen haben. Diese »Spur« ist jedoch nicht weiter problematisch: Denn zum einen kennt man ja nur die IP-Nummer Ihres Computers, kann diesem Computer jedoch keine Person zuordnen. Zum anderen erfährt der andere Rechner nur, welche anderen Seiten Sie sich *bei ihm* angeschaut haben, nicht jedoch, welche Seiten Sie bei anderen Rechnern abgefragt haben. Darüber hinaus erhalten Sie bei Ihrer nächsten Internet-Sitzung eine neue IP-Nummer zugewiesen, so dass man Sie nun mit Ihrem letzten Besuch überhaupt nicht in Verbindung bringen kann. Wenn Sie von Ihrem Arbeitsplatz aus ins Internet gehen, könnte dies jedoch möglicherweise anders sein. Aufgrund der besonderen Konstruktion von Firmencomputern haben Sie evtl. immer dieselbe IP-Nummer. Mit diesen Daten lassen sich also lediglich Statistiken über die »Beliebtheit« von bestimmten Seiten erstellen; die Anonymität und der Datenschutz des einzelnen Internet-Nutzers werden dadurch eigentlich nicht berührt. Ihre Anonymität hängt jedoch auch davon ab, ob Ihr Browser *Cookies* zulässt. Die Problematik der Cookies ist jedoch bei kommerziellen Seiten wie z.B. virtuellen Kaufhäusern von größerer Bedeutung als bei medizinischen Seiten.

Was sind Cookies?

Cookies (engl. Kekse) sind Daten, die der fremde Computer auf Ihrem Computer speichert

Cookies dienen dazu, einen Internet-Nutzer auch über mehrere Internet-Sitzungen wiedererkennen zu können. Hauptsächlich wird in einem solchen *Cookie* gespeichert, welche Seiten Sie sich bei dieser einen Website wann angeschaut haben. Nur der Rechner dieser Website kann dieses *Cookie* wieder von Ihrem Computer abrufen und auslesen, wenn Sie wieder einmal diese Website besuchen. *Cookies* werden nach einer bestimmten Zeit automatisch wieder gelöscht. Über den Cookie-Mechanismus besteht keine Gefahr des Ausspähens Ihres Computers. Darüber hinaus kann ein *Cookie* nur solche Daten enthalten, die Sie dem anderen Rechner zusenden. Wenn Sie also bei einer Website Ihren Namen sowie weitere Informationen in ein Formular eingeben, könnte er diese Informationen zusammen mit den angesehenen Seiten als *Cookie* in Ihrem Computer speichern.

Sie können den Cookie-Mechanismus jedoch abschalten und damit verhindern, dass ein fremder Rechner Daten auf Ihrer Festplatte speichern kann. Durch das Abschalten ist meist keine Beeinträchtigung zu erwarten. Sollte aber wirklich einmal bei einer interessanten Seite, die man unbedingt anschauen möchte, eine Fehlermeldung erscheinen, kann man immer noch den Mechanismus nur für den Besuch dieser einen Seite wieder aktivieren. Den Cookie-Mechanismus können Sie folgendermaßen deaktivieren:

Deaktivieren Sie die Cookies

- *Netscape Navigator 4. X:* Die Cookie-Einstellungen erreichen Sie, wenn Sie in der Menüleiste »Bearbeiten« den Punkt »Einstellungen« anklicken und in der linken Leiste des danach geöffneten Dialogs den Punkt »Erweitert« auswählen.
- *Internet Explorer 4. X:* Wählen Sie den Punkt »Einstellungen« im Menüleistenpunkt »Ansicht«. Dort müssen Sie anschließend auf den Karteireiter »Erweitert« klicken und im Konfigurationsmenü nach »Cookies« suchen.

– *Internet Explorer 5. X:* Wählen Sie in der Menüleiste »Extras« den Punkt »Internetoptionen« aus und klicken dann auf den Karteireiter »Sicherheit«. Dort wählen Sie »Stufe anpassen« und suchen im Konfigurationsmenü nach »Cookies«.

Weitere Hinweise zum Thema technische Sicherheit im Internet finden Sie im Hilfemenü Ihres Browsers bzw. bei Ihrem Internet-Provider.

Welche sonstigen Sicherheitsprobleme bestehen?

Wie wir bereits beim Thema »Cookies« geschildert haben, spielt das Thema Sicherheit im Internet eine herausragende Rolle. Wer das Internet aktiv nutzen möchte, sollte sich aber nicht abschrecken lassen. Beispielsweise gibt es keinen Grund, auf die schnelle und meist versandkostenfreie Lieferung eines Versandbuchhändlers zu verzichten. Sie müssen kein Internet-Profi oder Programmierer sein, um sich gefahrlos durch die Online-Welt zu bewegen. Schon wenn Sie die folgenden Grundregeln beachten, können Sie Ihre Sicherheit um ein Vielfaches steigern.

Machen Sie einen persönlichen Sicherheits-Check

Nehmen Sie sich einige Minuten Zeit und machen Sie einen persönlichen und realistischen Sicherheits-Check: Überlegen Sie sich, welchen Schaden Sie verkraften können, wenn trotz aller Vorsicht etwas schiefgeht? Wenn Sie auf Ihrem Computer größere Mengen sensibler Daten wie etwa berufliche Dateien speichern, sollten Sie ihn nicht als Internet-PC einsetzen. Überlegen Sie sich auch, wozu Sie das Internet nutzen möchten. Wenn Sie beispielsweise erwägen, online Bücher zu kaufen, werden Sie sich v. a. um die Sicherheit bei der Übermittlung Ihrer Kreditkartennummer oder Bankverbindung sorgen. Derjenige, der Dokumente oder Dateien zu seiner Erkrankung im Internet recherchieren und auf seinen Computer kopieren möchte, sollte sich auch mit der Wirksamkeit von Antiviren-Programmen auseinandersetzen.

Bleiben Sie realistisch, denn nicht überall im Internet lauern Online-Banditen, die es nur darauf abgesehen haben, Ihre private e-Mail zu lesen. Überlegen Sie allerdings genau, wer Ihr Vertrauen verdient. Denn nicht jeder ist im Internet das, was er zu sein vorgibt. Für Experten ist es vergleichsweise einfach, z.B. eine e-Mail-Adresse zu fälschen oder eine ganze Website vorzugaukeln. Geben Sie Informationen nur preis, wenn Sie verlässlich wissen, wer diese Daten erhält und was mit diesen geschehen soll. Die Erschleichung von Auskünften bei potenziellen Opfern ist bei Hackern beliebt, um an benötigte Informationen zu kommen: »Guten Tag, mein Name ist Schmidt, ich bin Sicherheitschef bei X-Online und brauche Ihr Passwort, um Sicherheitstests durchführen zu können«. Überlegen Sie sich daher genau, ob Sie sensible Daten wie Passwörter oder Kreditkartennummern auf Ihrer Festplatte abspeichern wollen. Die Möglichkeit des neuen *Internet-Explorers*, solche Informationen automatisch zu speichern, sollten Sie nur dann nutzen, wenn Sie der Meinung sind, diese Funktion auch wirklich zu beherrschen. Denn zum einen steht der Zugriff auf Ihre Festplatte nicht nur Ihnen offen; solange Sie online sind, können sich grundsätzlich auch außenstehende Dritte ein Bild von Ihrem Datenspeicher machen. Dies erfordert zwar überdurchschnittliches Expertenwissen, doch Ihr Computer hat im Netz eine eigene Adresse und ist damit zugänglich auch für »Kontaktangebote« der unerwünschten Art.

Eine weiteres Gefahrenfeld stellt die Möglichkeit dar, Programme kostenlos aus dem Internet »herunterzuladen«. Betrachten Sie Programme unbekannter Firmen aus dem Internet zunächst grundsätzlich als unzuverlässig. Denn Sie können kaum sicher beurteilen, ob die Quelle seriös ist. Mit Programmen, die aus dem Internet auf die heimische Festplatte geladen werden, können Viren oder Trojanische Pferde übertragen werden. Dies kann auch durch das Öffnen eines Anhangs einer e-Mail geschehen. Deshalb öffnen Sie solche Anhänge nicht, während Sie gerade online sind. Speichern Sie den Inhalt zuerst ab, prüfen Sie ihn mit entsprechenden Programmen und öffnen Sie erst dann die fragliche Datei.

Nutzen Sie nur die aktuelle Version Ihres Browsers. Denn nur die jeweils aktuellen Versionen können gewährleisten, dass die bis dahin bekannt gewordenen Sicherheitslücken in diesen Programmen ge-

Nutzen Sie die Sicherheitsmöglichkeiten Ihres Browsers

schlossen sind. Fast täglich werden neue Sicherheitsprobleme entdeckt, zu schnell, um jeweils mit neuen Versionen des ganzen Programms darauf zu antworten. Nicht zuletzt deshalb arbeiten die Programmierer der großen Hersteller stets mit Hochdruck daran, sog. »Bug-Fixes« zu entwickeln, d. h. kleine Programme, mit denen sich diese konkreten Probleme beheben lassen. Informieren Sie sich deshalb regelmäßig über die neueste Entwicklung: die meisten Hersteller unterhalten entsprechende Informationsdienste (z.B. unter http://www.microsoft.de/ bzw. unter http://www.netscape.de/).

Überlegen Sie sich genau, ob Sie Zusatzprogramme, z.B. zum Darstellen von 3D-Welten oder zum Audio-Empfang in Ihren Web-Browser einbinden wollen. Denn auch solche Zusatzprogramme (sog. Plug-Ins) können zusätzliche, unkontrollierbare Sicherheitslücken eröffnen. Aktivieren Sie zudem die Sicherheitsoptionen Ihres Internet-Browsers. Denn Ihre Sicherheit im Internet lässt sich beträchtlich steigern, wenn Sie die Sicherheitsoptionen Ihres Browsers intelligent einsetzen. Wichtig ist hier vor allem, dass Sie die Zulassung von *ActiveX-Controls* ausschließen und die Ausführung von *Java-Applets* nur nach Rückfrage gestatten. Bei diesen »aktiven Inhalten« handelt es sich um kleine eigenständige Programme, die auf Ihrem Computer ausgeführt werden und dort möglicherweise ein unkontrollierbares Eigenleben entwickeln können. Es gab Fälle, in denen die persönlichen Passwörter per E-Mail versendet wurden. Achten Sie darauf, dass der von Ihnen verwendete Browser die sog. *128-Bit Verschlüsselung* beim sicheren Datenverkehr verwendet (s. u.). Neue Browser wie der *Netscape Communicator 4.7* oder der *Microsoft Internet Explorer* ab der Version 5.01 bieten sie. Beim *Microsoft Internet Explorer* können Sie die verwendete Verschlüsselungsrate abfragen, indem Sie in der Menüleiste auf das Fragezeichen klicken und dann »Info« wählen. Die folgenden Browser-Einstellungen sind unnötig riskant: *ActiveX, JavaScript* und *Java*. Sie sollten sie deaktivieren: beim *Microsoft Internet Explorer* unter *Ansicht* ▶ *Internetoptionen* ▶ *Sicherheit*, beim *Netscape Communicator* unter *Bearbeiten* ▶ *Einstellungen* ▶ *Erweitert*.

Setzen Sie zusätzliche Sicherheitssoftware ein. Denn manche Sicherheitsprobleme lassen sich nicht alleine mit Vorsicht lösen. Das wichtigste Zusatzwerkzeug ist hierbei ein leistungsfähiger Virenscanner, der in der Lage ist, auch neue Viren zu erkennen. Fast täglich werden neue Viren entdeckt, und es ist durchaus möglich, dass sich Ihr Computer bei einem Ausflug in die Online-Welt »infiziert«. Bei weiterer Sicherheitssoftware sollten Sie ernsthaft prüfen, vor welchen konkreten Gefahren Sie sich dadurch schützen wollen und v. a., ob das Kosten-Nutzen-Verhältnis stimmt. Denn hierbei gilt ebenfalls, dass es absolute Sicherheit auch im Internet nicht geben kann – selbst wenn das manche Hersteller versprechen.

Nutzen Sie auch einen Virenscanner

Beachten Sie, dass das Risiko beim Online-Kauf in der Regel nicht darin besteht, dass der Händler, bei dem Sie gerade ein Buch bestellen möchten, Sie *betrügen* wird. Vielmehr geht es um die Sicherheit Ihrer persönlichen Daten. Aber auch beim Online-Kauf gibt es einige Punkte, anhand derer Sie den sicheren Umgang des Händlers mit Ihren persönlichen Daten wie Kreditkarteninformationen bzw. die Bankverbindung bewerten können. Daten werden im Internet grundsätzlich unverschlüsselt übertragen, so dass die Möglichkeit besteht, dass ein Dritter Informationen, die Sie abrufen bzw. an jemanden senden, mitliest. Daher ist es wichtig, dass ein Online-Händler zumindest dann, wenn Sie Ihre persönlichen Daten in ein Formular eingetragen haben, das Sie an ihn zurücksenden, die von Ihnen gesendeten Informationen *verschlüsselt* überträgt.

Schauen Sie sich einen Online-Händler genau an

Sie erkennen in der Internet-Adresse an dem »s« hinter »http«, dass Sie sich auf einer Internet-Seite befinden, die Ihre Daten verschlüsselt versendet; die Adresse in der Adressleiste lautet dann beispielsweise http://www.sicherer-buchversand.de/. Viele Browser signalisieren Ihnen auch den Beginn einer verschlüsselten Datenübertragung mit einer Meldung und einem kleinen geschlossenen »Sicherheitsschloss«, das am unteren Rand des Browsers angezeigt wird. Der Händler sollte deutlich informieren über den Ablauf des Einkaufs, die Zahlungsmöglichkeiten, seine Allgemeinen Geschäftsbedingungen, seine Adresse, Telefonnummer und Ansprechpartner. Auch sollte er auf sicherheitsrelevante Einstellungen hinweisen, die

Sie selbst an Ihrem Browser vornehmen können, und seine Sicherheitsmaßnahmen zum Datenschutz erläutern.

Weitere Informationen finden Sie auf den Websites der Initiative »Sicherheit im Internet« http://www.sicherheit-im-internet.de/ sowie des Bundesamtes für Sicherheit in der Informationstechnik http://www.bsi.de/.

IV
Die Krebs-Informationssuche im Internet

Vorbemerkungen zum Umgang mit dem Internet

Krebspatienten und Angehörige, die das Internet zur Information nutzen möchten, sollten bei all den sich bietenden »Chancen« die folgenden wichtigen Punkte nicht außer acht lassen.

Der direkte Ansprechpartner für Krebspatienten und Angehörige sollte immer der behandelnde Arzt sein *(S. 1)*. Denn nur er verfügt über genaue Informationen hinsichtlich der Krankheit und dem bisherigen Krankheitsverlauf (Anamnese); sein Rat kann grundsätzlich durch *niemanden* ersetzt werden. Darüber hinaus trägt er für die gewählten Therapiemaßnahmen die rechtliche und moralische Verantwortung. Selbst wenn man die Möglichkeit hätte, per e-Mail mit dem »besten« Onkologen zu kommunizieren, könnte dieser nur bedingt weiterhelfen. Schließlich hat er ja keinen Einblick in die Krankenakte, er kennt nicht die Röntgenbilder oder die Computertomographie; auch kennt er nicht den Patienten. Ein solcher »idealer« Onkologe könnte lediglich seine Meinung hinsichtlich eines Therapieplans geben. Die letztendliche Entscheidung darüber sollte jedoch beim behandelnden Arzt verbleiben.

Der Arzt bleibt der wichtigste Ansprechpartner

Patienten und Angehörige sollten jedoch unbedingt alle Möglichkeiten nutzen, sich über ihre spezifische Erkrankung, deren Ursachen und deren Behandlung zu informieren. Das Internet mit sei-

Alle Informationsmöglichkeiten ausschöpfen

nen vielfältigen Informations- und Kommunikationsmöglichkeiten versetzt den Patienten in die Lage, bei existentiellen Fragen seines Lebens mitentscheiden zu können. Diese Mitentscheidung und die Abwägung von Für und Wider kann nur dann geschehen, wenn ihm der aktuelle Stand der Forschung und Anwendung zugänglich wird, wenn es ihm möglich wird, verschiedene Meinungen einzuholen und die für ihn am besten zu akzeptierende Lösung zusammen mit dem Arzt zu erarbeiten.

Betroffene nicht überfordern

Vielleicht sind Sie nicht selbst Betroffener, sondern möchten einem Angehörigen oder einem Freund helfen, indem Sie für ihn relevante Informationen suchen. Dann sollten Sie ihn jedoch nicht gegen seinen Willen mit Informationen »überhäufen«, die Sie im Internet gefunden haben. Denn natürlich gibt es auch Menschen, die eben nicht dieses »Recht« in Anspruch nehmen wollen, bei existentiellen Fragen ihres Lebens mitzuentscheiden. Überfordern Sie einen solchen Menschen nicht, auch wenn Sie denken, Sie müssten ihn zu seinen Glück zwingen. Die Ablehnung gegen Ihre Hilfe wird meist an der Tatsache liegen, dass ein kranker Mensch die Hoffnung bereits verloren hat. Vor diesem Hintergrund ist der Wunsch freilich verständlich, außerhalb der zahlreichen Krankenhausaufenthalte sowie Bestrahlungs- und Chemotherapiebehandlungen so wenig wie möglich mit der Krankheit konfrontiert zu werden. Nur ein Mensch, der noch Hoffnung und Lebensmut besitzt, wird gerne mit anderen über seine Krankheit reden und sich über Ihr Engagement freuen. Ansonsten sollten Sie behutsam vorgehen und zu verstehen versuchen, warum Ihr Angehöriger oder Freund sich scheinbar nicht helfen lassen will. Hier kann Ihnen die Broschüre der Deutschen Krebshilfe »Hilfen für Angehörige: Informationen, Anregungen und Gesprächshilfen für Angehörige von Tumorkranken« hilfreiche Hinweise geben; Sie finden sie unter http://www.krebshilfe.de/ in der Rubrik *Infoangebot* ▸ *Broschüren*.

Wenn Sie die Möglichkeiten des Internet richtig nutzen, ist es nicht nur möglich, die Aussagen Ihres Arztes besser zu verstehen. Manchmal können Sie tatsächlich einen kleinen Informationsvorsprung gegenüber Ihrem Arzt aufbauen. Schließlich kann man im Internet oder mit Hilfe des Internet Informationen finden, die der Arzt so nicht kennt, z. B. über neue Diagnoseverfahren, Therapieansätze etc. Denn Standards in der Onkologie hinsichtlich Diagnose, Therapie und Nachsorge sind häufigen Veränderungen unterworfen. Die Umsetzung wissenschaftlicher Grundlagenerkenntnisse in die klinische Anwendung verläuft zudem in immer kürzeren Zeiträumen. Ärzten bleibt mitunter nur wenig Zeit, sich mit den Fortschritten in Wissenschaft und Medizin zu beschäftigen. Dazu müssten sie täglich eine Vielzahl von Veröffentlichungen lesen. Lesen Sie hierzu auch den Abschnitt »Umgang mit dem Arzt« in der Einleitung.

Informationsvorsprung durch das Internet aufbauen

Seien Sie kritisch, stellen Sie Ihrem Arzt Fragen und nutzen Sie Ihr Wissen zur Diskussion mit ihm. Eine solche aktive Rolle wird nicht nur für Sie ungewohnt sein, es wird sicher auch für den Arzt eine neue Erfahrung sein. Auch wenn allgemein immer wieder ein größeres Interesse und Engagement der Patienten gefordert wird, so wissen viele Ärzte meist nicht, wie sie mit einem aktiven mündigen Patienten umgehen sollen. Mancher Arzt reagiert zunächst ablehnend oder fühlt sich gar persönlich getroffen. Schließlich ist er ja der Fachmann und lässt sich nicht gerne vom Patienten Therapievorschläge unterbreiten. Doch wird sich Ihr Arzt zwangsläufig auf diese (neue) Situation einstellen müssen. Eine solche Form der Mündigkeit kann für Sie nur von Vorteil sein, denn auch Ärzte sind nicht immer umfassend informiert, einigen wenigen unterlaufen bisweilen auch Fehler. Uns ist einmal ein Fall zu Ohren gekommen, bei dem ein Frauenarzt das pathologische Ergebnis (die Analyse des Gewebes) einer Vorsorgeuntersuchung in der Krankenakte der Frau »vergessen« hat, obwohl das Labor einen dringenden Verdacht auf Brustkrebs feststellte. Doch die Sprechstundenhilfe des Arztes legte diesen Befund fatalerweise ab, ohne ihn dem Arzt vorzulegen. So erfuhr dieser erst bei der nächsten Vorsorgeuntersuchung der Frau von diesem Befund. Die Patientin hat sich wie der Großteil der Menschen passiv verhalten und »blind« dem Arzt vertraut. Bei einem aktiven Verhalten hätte ihr Brustkrebs vielleicht früher behandelt werden können. Sicher kann man solche Unglücksfälle nicht voraussehen, jedoch hätte das Wissen um das hohe Risiko für Frauen dieses Alters, an Brust-

Mit dem Arzt aktiv Informationen austauschen

krebs zu erkranken, und um den genauen Ablauf der Laboruntersuchung sie vielleicht dazu bewogen, beim Arzt direkt nachzufragen. Auch wenn es schwierig sein mag, sollten Sie die gewöhnliche Einstellung von Patienten überwinden, eine solche Mündigkeit könnte gleichzeitig bedeuten, Sie würden Ihrem Arzt nicht mehr vertrauen. Niemand kann von Ihnen *blindes* Vertrauen verlangen. Falsche Zurückhaltung und übertriebener Respekt vor dem Arzt sind nicht angebracht, wenn es um Ihre Gesundheit und vielleicht sogar um Ihr Leben geht. Da muss es der Arzt auch ertragen können, dass Sie (kritische) Fragen stellen und z. B. nachfragen, wie denn nun der pathologische Befund der Vorsorgeuntersuchung ausgefallen ist. Wenn Ihr Arzt eine solche Mündigkeit offensichtlich nicht unterstützt, sollten Sie ihm Ihre Argumente vorhalten und ggf. einen Arztwechsel in Erwägung ziehen. Denn ein Arzt, der von seinen Patienten blindes Vertrauen verlangt, hat doch schon selbst jede Vertrauensbasis zerstört. Ohne Sie weiter verunsichern zu wollen, möchten wir Ihnen einen weiteren Fall nennen, bei dem ein Patient durch sein aktives Verhalten tatsächlich etwas bewegt hat. Der Patient, ein Chemiker, fand es ungewöhnlich, wie sein Arzt die Laborwerte einer Vorsorgeuntersuchung interpretierte. Für den Chemiker war es natürlich relativ einfach, in wissenschaftlichen Fachbüchern nachzulesen, was die Werte in seinem Fall bedeuteten. Er stellte fest, dass die Beschwichtigungen seines Arztes, die Werte seien »durchaus normal«, ganz und gar nicht zutrafen. Das Gegenteil war der Fall; die Werte wiesen mit ziemlicher Sicherheit auf ein Prostatakarzinom hin. Wie sich später herausstellte, konnte der Arzt jedoch die Laborwerte nicht richtig interpretieren. Dies sind natürlich nur tragische Einzelfälle. Sie zeigen aber, wie wichtig eine aktive Teilnahme des Patienten ist.

Aktualität von Informationen überprüfen

Auch das Internet hat seine Grenzen. Obwohl es bereits eine unglaublich große Menge an Informationen bietet, wird es weiterhin von der Eigeninitiative einzelner Personen abhängig bleiben. Abgesehen von den kommerziellen Informationsdiensten, die durch Werbeeinnahmen oder Gebühren natürlich einen finanziellen Anreiz haben, möglichst die gewünschten Informationen tagesaktuell zu bieten, wenden alle anderen Autoren ihre eigenen Ressourcen für die Erstellung und Pflege ihrer Internet-Seiten auf. Denn nicht nur der Privatmann, der seine Seiten auf eigene Kosten betreibt, hat nur seine Freizeit zur Verfügung. Gerade in öffentlichen Einrichtungen und Organisationen gibt es derzeit nur selten Mitarbeiter, die einzig und allein mit der Erstellung und Aktualisierung von Internet-Seiten befasst sind. Meistens sind es auch hier Freiwillige, die neben Ihrer (Haupt-)Arbeit auch noch Internet-Seiten erstellen und pflegen. Daher werden selbst die Internet-Seiten von Universitäten und Tumorzentren nur regelmäßig überarbeitet und erweitert; zumeist bestehen die einzigen Änderungen in sog. »aktuellen Themen«, die ca. monatlich aktualisiert werden. Obwohl im Internet also die technische Möglichkeit besteht, Informationen ständig aktuell zu halten, kann man deshalb nicht erwarten, zu jedem Thema auch wirklich aktuelle Informationen zu erhalten. Anders als in der realen Welt ist es im Internet auf den ersten Blick nicht möglich, das »Alter« einer Seite zu erkennen – im Gegensatz zu einem Buch oder einer Zeitung, bei denen das Papier vergilbt. So gibt es auch relative viele brachliegende Seiten im Internet, die von ihren Autoren seit langer Zeit nicht mehr aktualisiert werden. Meist ist es den Autoren gar nicht mehr bewusst, dass diese Seiten noch abrufbar sind. Solche Seiten können sehr zeitraubend oder sogar gefährlich sein. Beispielsweise wartet man lange Zeit auf die Antwort zu einer e-Mail-Anfrage an den Autor, obwohl dieser die angegebene e-Mail-Adresse überhaupt nicht mehr verwendet.

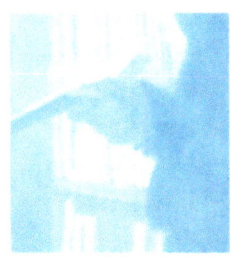

Ein Hinweis auf die Aktualität der Informationen finden Sie manchmal am unteren Rand der Seite; an dieser Stelle wird oft das Datum der letzten Überarbeitung angegeben. Wenn Sie eine neuere Version des *Netscape Navigator* verwenden, können Sie die Aktualität einer Internet-Seite ganz einfach folgendermaßen herausfinden: Rufen Sie die gewünschte Seite auf und wählen Sie im Menü *Ansicht* ▶ *Seiteninformationen*. Es öffnet sich ein neues Fenster, in dem sich verschiedene Informationen über die angezeigte Internet-Seite finden. Das unter dem Punkt »zuletzt bearbeitet« angegebene Datum kann zumindest als Anhaltspunkt für die Aktualität der Inhalte herangezogen werden. Ein aktuelles Datum an dieser Stelle kann ein Anzeichen für eine regelmäßige Überarbeitung der Inhalte sein; ein älteres Datum weist mit großer Wahrscheinlichkeit darauf hin, dass keine Aktualisierungen stattgefunden haben.

Durch Schlagzeilen nicht irreführen lassen

Auch wenn in der Presse oftmals der Eindruck erweckt wird, es sei in der Krebsforschung nur noch ein einziger Schritt notwendig, um Krebs heilen zu können, ist dies entweder Selbsttäuschung oder glatte Irreführung. Krebs ist eine sehr vielfältige Krankheit. Daher wird es in absehbarer Zeit kein »Wundermittel« gegen Krebs geben, sondern nur sehr spezielle Medikamente und Therapien, die bei bestimmten Krebserkrankungen effektiver sind oder weniger Nebenwirkungen aufweisen als die bislang eingesetzten. Daher sollte man überschäumende Erfolgsmeldungen äußerst vorsichtig aufnehmen. Was dort als »Durchbruch« bezeichnet wird, ist häufig »nur« ein weiterer kleiner Schritt in die richtige Richtung. Denn erfolgreiche Laborversuche im Reagenzglas oder mit Versuchstieren können nicht mit einer entsprechenden Wirkung beim kranken Menschen gleichgesetzt werden. Selbst wenn also die Laborversuche äußerst positiv verlaufen, so sind trotzdem noch mehrere Jahre Forschung erforderlich, bevor die Substanz an »echten« Patienten erprobt werden kann. Anschließend muss für das Medikament noch bei den zuständigen Behörden die Zulassung beantragt werden, damit es nicht nur ausgewählten Testpersonen zu Gute kommt, sondern allen Patienten offensteht. Trotzdem sollte man sich natürlich über solche Fälle informieren, bei denen Patienten mit einer ähnlichen Krebserkrankung mit erfolgversprechenden Therapien behandelt werden. Wie Sie neue Therapieansätze finden können und was Sie dabei beachten müssen, erfahren Sie ab S. 126.

Vorsicht vor unseriösen Informationsangeboten

Im Internet gibt es auch unseriöse Seitenbetreiber (manche kann man freilich auch als Betrüger bezeichnen). Denn gerade das Internet bietet unzählige Möglichkeiten zur Verschleierung und Tarnung von unseriösen Handelspraktiken. Meist ist es sogar möglich, eigentlich illegale Tätigkeiten auszuüben, ohne rechtliche Sanktionen befürchten zu müssen. Der Grund hierfür ist die eingangs erwähnte Internationalität und Unüberschaubarkeit des Internet. Wenn es z. B. in Deutschland verboten ist, (Wunder-)Heilmittel zu verkaufen, lässt sich der Versand ja beispielsweise über Österreich abwickeln, wo es bis vor kurzem »schwächere« Gesetze im Vergleich zu Deutschland gab. Der (deutsche) Patient, der im Internet etwas kauft, was hierzulande gar nicht verkauft werden dürfte, merkt davon ja nichts. Er bemerkt nicht, dass er gerade Internet-Seiten im Ausland anschaut. Im guten Glauben, dass etwas Illegales nicht angeboten werden würde, merkt er nicht, dass er getäuscht wurde. Die Internet-Seite befindet sich im Ausland ebenso wie die Produktion der »Heilmittel« oder »Gerätschaften« – in einem Land, in dem Produktion und Vertrieb von Heilmitteln nur geringer staatlicher Kontrolle unterliegen. Sicherlich ist zu erwarten, dass diese Rechtslücke in den nächsten Jahren weiter eingeschränkt werden wird. Doch derzeit ist zumeist die einzige Möglichkeit, gegen solche unseriösen Angebote vorzugehen, das Steuerrecht, wenn nämlich Waren unverzollt eingeführt werden! Wir haben bereits öfter mit Patienten Kontakt gehabt, die im guten Glauben und hoffnungsvoll solche unseriösen Internet-Angebote genutzt haben. Beschämend ist hier, dass v. a. die Hoffnung der Patienten ausgenutzt wird, ohne dass jemals die Absicht bestünde, ihnen tatsächlich zu helfen. Wir möchten hier nicht absolut alles ablehnen, vielleicht mag es ja doch ein hilfreiches Präparat geben, das auch mit der Absicht verkauft wird, den Patienten zu helfen. Zumindest sollte man sich jedoch ein gesundes Misstrauen bewahren und vor einem Kauf unbedingt seinen Arzt konsultieren. Wie Sie unseriöse Internet-Seiten erkennen und sich vor ihnen schützen können, erfahren Sie auf S. 90.

Darüber hinaus existiert neben den unseriösen Internet-Seiten auch ein anderer Seiten-Typ, vor dem man sich in acht nehmen sollte. Dies sind zum einen veraltete Seiten, deren Inhalte und Links nicht regelmäßig aktualisiert werden. Denn jeder Autor, ganz gleich ob er Privatmann ist oder dies kommerziell betreibt, bestimmt ja selbst, wieviel Zeit er hierfür investiert. Der andere Seiten-Typ propagiert ziemlich aufdringlich sog. alternative Sichtweisen hinsichtlich der Ursachen der Krebserkrankungen und deren Therapie. Solche alternativen Ansätze kann man zwar nicht pauschal ablehnen, denn auch sie können zu einer ausgewogenen Therapie beitragen. Leider ist

Alternative Therapien kritisch betrachten

aber häufiger zu beobachten, dass im Rahmen alternativer Sichtweisen die »Schulmedizin« strikt abgelehnt wird, so als ob nur die Wahl zwischen diesen beiden Möglichkeiten bestehen würde. Es heißt dann beispielsweise, Krebs sei keine Krankheit des Körpers, sondern des Geistes (der Seele, der Aura etc.), und Krebspatienten sterben nur an den Behandlungsmethoden der Schulmedizin. Solche Darstellungen, die die Ausschließlichkeit einer alternativen Therapie herausheben, sind äußerst gefährlich. Denn auch wenn es der (Schul-)Medizin noch nicht gelungen ist, jeden Krebs erfolgreich zu therapieren, kann man trotzdem eine Krebserkrankung nicht einfach durch Handauflegen oder Amulette diagnostizieren oder gar heilen. Alternative Therapien sollten dagegen als *komplementäre* Therapien aufgefasst werden, die die Behandlung des Arztes unterstützen. Gerade bei der Linderung von Beschwerden, die durch die Krankheit oder deren Behandlung verursacht werden, können alternative Therapien dem Patienten sehr helfen. Der behandelnde Arzt sollte dem Wunsch des Patienten nach komplementären Therapien respektieren und ihn bei der Auswahl beraten. Bei kommerziellen Angeboten zu alternativen Therapien im Internet ist grundsätzlich ein gesundes Misstrauen angebracht. Weitere Informationen zu alternativen Therapien finden Sie ab S. 138.

Informationen sinnvoll filtern

Bedenken Sie, dass das Internet eine völlig neuartige Meinungsfreiheit im positiven wie im negativen Sinne ermöglicht. Denn es erlaubt grundsätzlich allen, Informationen an Millionen andere Internet-Nutzer zu verbreiten. Jeder Autor kann selbst festlegen, wie er erscheinen möchte. Er kann auch durch zahlreiche Tricks erreichen, dass seine Seiten bei Internet-Suchen möglichst oft gefunden werden. Durch falsche Stichwörter kann er außerdem erreichen, dass seine Seiten bei der Eingabe bestimmter Suchwörter erscheinen, obwohl sie gar nicht dazu passen. Das Ergebnis einer Internet-Suche stellt nämlich keinerlei Wertung bzgl. der Inhalte einer Seite dar. Wenn Sie beispielsweise mit den Suchworten »Heilung bei Krebs« auf eine Seite stoßen, sollten Sie nicht der Versuchung unterliegen, die gefundene Seite zu unkritisch zu betrachten. Vielmehr kann ja auch ein kommerzieller Anbieter, der »Heilmittel« verkauft oder Seminare anbietet, dafür gesorgt haben, dass man seine Seiten mit diesen Suchwörtern findet.

Das Internet ist sehr schnellebig! Genauso wie Sie wahrscheinlich öfter die Erfahrung machen müssen, dass eine »angewählte« Seite nicht mehr zur Verfügung steht, sollten Sie auch die positiven Aspekte dieser Schnellebigkeit sehen. Besuchen Sie interessante Seiten nicht nur einmal, sondern regelmäßig. Denn oftmals findet man dann eher zufällig heraus, dass eine Seite (bzw. eine Website), die man schon einmal betrachtet hatte, inzwischen aktualisiert wurde und über neue, interessante Inhalte verfügt. Stellen Sie sicher, dass Sie solche Aktualisierungen nicht verpassen! Einen Anhaltspunkt dafür, in welchen Zeitabständen Sie eine Seite wieder besuchen sollten, kann Ihnen die Art dieser Seite geben. Sicherlich werden kommerzielle Informationsangebote, die Sie an der Werbung erkennen können, öfter »gewartet« und aktualisiert als die von Privatpersonen. Wie oft die Seiten von privaten Initiativen und Vereinen aktualisiert und erweitert werden, hängt vom Engagement der beteiligten Personen ab. Wenn Sie einer solchen Website ansehen, dass die Autoren viel Zeit und Mühe investiert haben, können Sie auch hier mit einer relativ häufigen Überarbeitung rechnen. Eine Hilfe bei Ihren regelmäßigen Wiederbesuchen finden Sie in den Lesezeichen *[S. 79]*.

Nutzen Sie die neuartigen Möglichkeiten der Kontaktaufnahme und des Informationsaustausches. Wenn Sie Fragen zu einer bestimmten Seite haben oder glauben, der Autor könne Ihnen weitere Informationen geben, dann schreiben Sie ihm eine e-Mail. Schließlich hängt für Sie sehr viel davon ab; Sie benötigen Hilfe. Darüber hinaus erstellt er seine Seiten ja, damit Sie sie lesen können, und er wird sich sicher über jede Zuschrift freuen. Sie werden sicher überrascht sein, wie umfangreich Ihnen manche Autoren antworten werden. Leider unterscheidet sich hier das Internet vom »wirklichen« Leben, wo man eine solche Hilfsbereitschaft meist vergebens sucht. Natürlich gibt es auch wenige Autoren, die überhaupt nicht antworten. Halten Sie Ihre Anfrage kurz, aber präzise und sagen Sie genau, was Sie wünschen. Beachten Sie auch die Hinweise und Beispiele auf *S. 94*.

Hilfreiche Seiten öfter besuchen

Keine Scheu vor Anfragen

Engagieren Sie sich selbst

Nutzen Sie das Internet nicht nur passiv, sondern beteiligen Sie sich auch selbst an seiner Weiterentwicklung. Helfen Sie mit, indem Sie falsche Links dem jeweiligen technischen Ansprechpartner (seine e-Mail Adresse lautet meist webmaster@*name*.de) mitteilen. Beantworten Sie auch Fragen anderer, wenn Ihnen dies möglich ist. Wenn Sie eine äußerst hilfreiche und interessante Internet-Seite gefunden haben, können Sie ihre Adresse z. B. an Informationsdienste im Internet (z.B. http://www.krebshilfe.de/ oder http://www.krebs-kompass.de/) weitergeben, so dass auch andere Patienten oder Angehörige diese Seite finden können.

Behandlungstagebuch

Im Behandlungstagebuch werden alle wichtigen Fakten der Krankengeschichte festgehalten.

Das Behandlungstagebuch stellt eine unverzichtbare Grundlage für den Patienten dar, wenn er sich weiter über seine Krankheit sowie deren Therapien informieren und mit dem behandelnden Arzt austauschen möchte. Genauso wie der Arzt Ihre Krankenakte führt, sollten Sie selbst eine chronologische Aufzeichnung über die wichtigsten Ereignisse in Bezug auf Ihre Erkrankung führen. Diese Aufzeichnungen helfen Ihnen, Ihre Krankheit und deren Verlauf besser zu verstehen. Schließlich müssen Sie sich genau darüber im klaren sein, welche Diagnose gestellt oder welche Therapie angewendet wurde. Bei Unklarheiten können Sie innerhalb weniger Tage Ihren Arzt nochmals befragen, ohne dass sich Missverständnisse und Verständnislücken einschleichen. Ihre Rückfragen werden Ihnen durch die bisherigen Aufzeichnungen aber zusätzlich erleichtert. Zudem eröffnet Ihnen das Behandlungstagebuch die Möglichkeit, sich mit anderen Betroffenen oder Beratungsstellen auszutauschen. Es erleichtert Ihnen auch, einem fremden Arzt Ihre Krankengeschichte zu schildern, etwa wenn Sie den Arzt wechseln oder zum Zwecke der Strahlentherapie an einen anderen Arzt überwiesen werden. Auf einen Blick können Sie die wichtigsten Schritte Ihrer Krankengeschichte

Tabelle 4.1	Behandlungstagebuch eines Patienten mit Prostatakarzinom
Datum	**Befund/Beschwerden/Diagnoseform**
seit Januar	Schwacher Harnstrahl, leichte Schmerzen beim Wasserlassen
29. Mai	Bei der Vorsorgeuntersuchung ist laut Aussage meines Hausarztes Dr. A. alles normal auch der PSA-Wert von 1,9.
Juni	Stärke Probleme beim Urinieren, ich habe häufigen Harndrang und stärkere Schmerzen beim Wasserlassen
6. Juli	Erneuter PSA-Test Ergebnis: 2,8. Laut Aussage meines Hausarztes ist dieser Wert noch im "grünen Bereich"
September	Mittlerweile haben sich meine Probleme beim Urinieren weiter erheblich vergrößert
22. September	Ich habe meinen Hausarzt gewechselt. Mein jetziger PSA-Wert ist bereits 5,2. Mein neuer Hausarzt Dr. B. überweist mich endlich zum Urologen.
10. Oktober	Der Urologe mißt einen PSA-Wert von 6,4 und entscheidet sich daher für eine Feinnadelbiopsie der Prostata. Hierzu werde ich ins Krankenhaus überwiesen.
28. Oktober	Die Biopsie wird im XY-Krankenhaus durchgeführt. Mein PSA-Wert ist bereits auf 16,5 angestiegen. Die Befund der Biopsie lautet, daß ich einen Tumor, ein sogenanntes Adenokarzinom der Prostata habe, das nur gering differenziert ist. Der histologische Befund hat ebenso ausgesagt, daß der Tumor einen Malignitätsgrad von IIIa besitzt. Dies charakterisiert seine Bösartigkeit, die in meinem Fall laut Aussage des Arztes sehr hoch ist.
3. November	Da der Tumor in Verdacht steht, bereits metastasiert zu haben, wird bei mir eine Ganzkörperknochensintigraphie durchgeführt. Er wird festgestellt, daß sich bereits Metastasen besonders in der Wirbelsäule und im Becken befinden.
12. November	Meine Therapie beginnt. Da der Tumor bereits metastasiert hat wird eine Hormonbehandlung begonnen. Ich erhalte ein Einmonatsdepot E. Zusätzlich muß ich 3x täglich 1 Tablette F. einnehmen.
9. Dezember	Zur weiteren Therapie erhalte ich ein Dreimonatsdepot T. Die Einnahme von F. wird beibehalten.

erfassen und verkürzt darstellen. Sie können sie aber auch komplett an Ihren Gesprächspartner weiterreichen. Welche Form Sie für Ihr Behandlungstagebuch wählen, ist ganz Ihnen überlassen. Je nachdem, wie viel Aufwand Ihnen die elektronische Erfassung über Textverarbeitungsprogramme verursacht, ist dies natürlich eine sehr effiziente Form Ihrer Aufzeichnungen. Schließlich können Sie jederzeit Ergänzungen vornehmen oder die Datei des Dokuments sogar einem Gesprächspartner als e-Mail zusenden. Ansonsten können Sie natürlich auch einen Kalender verwenden, der genügend Platz für die erforderlichen Eintragungen lässt. Für die Eintragungen der Behandlung mit Chemotherapie oder Bestrahlung sollten Sie parallel dazu noch über einen übersichtlichen Wandkalender verfügen, der auf einem Blick die Übersicht über mehrere Monate erlaubt. Hier brauchen Sie ja nur Kürzel für Chemotherapie oder Bestrahlung einzutragen.

Folgende Fakten sollten Sie in Ihrem Behandlungstagebuch mit Datum, Name des behandelnden Arztes sowie Angabe der Klinik bzw. Praxis aufzeichnen:

– Sie sollten Auftreten, Dauer und Stärke von *Beschwerden*
   beschreiben. Seien sie dabei so präzise wie möglich:
   Wo sitzt der Schmerz? In welchen Situationen tritt er auf?
– Notieren Sie sich, wann *Untersuchungen [S. 116]* (Röntgenaufnahmen, Computertomographien, Ultraschallaufnahmen, Gewebeproben, Blutbild) durchgeführt wurden und welche Befunde dabei erstellt wurden.
– Welche *Diagnosen [S. 114]* hat Ihr Arzt gestellt? Wie lautet der umgangssprachliche Begriff bzw. der Fachbegriff?
   Lassen Sie sich den Fachbegriff vom Arzt notfalls aufschreiben! Denn Schreibfehler machen die Internet-Recherche beinahe unmöglich. Ganz wichtig ist auch eine genaue Beschreibung Ihrer Erkrankung anhand verschiedener Merkmale wie Größe (sog. TNM-Klassifikation *[S. 119]*), die Art des erkrankten Gewebes und evtl. die exakte Lage des Tumors. Denn Therapie und Heilungschancen unterscheiden sich bei verschiedenen Merkmalen deutlich!
– Welche *Therapiemaßnahmen [S. 121]* (Bestrahlung, Chemotherapie, andere Therapien) wurden bei Ihnen durchgeführt? Notieren Sie sich bei regelmäßig wiederholten Therapien die Dauer und Intensität (Stärke) der Behandlung. Wenn Sie anderen Ihre Behandlung zusammenfassen, können Sie z. B. die Zahl

der Zyklen von Chemotherapie und Bestrahlung nennen.
Mit welchen *Medikamenten* werden Sie behandelt (Markenname)?
Wie ist die Bezeichnung des Wirkstoffes in diesen Medikamenten?
Wie soll die Behandlung wirken? Lassen Sie sich auch hier Namen
und Bezeichnungen notfalls von Ihrem Arzt aufschreiben,
um Schreibfehler zu vermeiden! *Tabelle 4.1* verdeutlicht dies am
Beispiel der Aufzeichnungen eines Patienten, der an Prostatakrebs
erkrankt ist.

Beschreiben Sie die Vorgänge auch subjektiv aus Ihrer Sicht. Wenn Sie der Ansicht sind, Ihr Arzt hat damals eine Fehldiagnose erstellt, dann schreiben Sie »Fehldiagnose durch Dr. Meyer...«, auch wenn Sie dies rechtlich nicht beweisen könnten.

Die Suche von Internet-Seiten mit Hilfe von Suchmaschinen

Es mag sich vielleicht ein wenig sonderbar anhören, aber vor jeder Internet-Suche gilt es, zunächst eine geeignete »Suchstrategie« festzulegen. Denn vor einer erfolgreichen Suche muss so genau wie möglich überlegt und festgelegt werden, was man überhaupt sucht. Mit einem planlosen Vorgehen verliert man sich schnell im Internet und gibt irgendwann enttäuscht auf. Bevor Sie also mit einer *umfangreichen* Suche beginnen, sollten Sie daher die folgenden Vorüberlegungen anstellen:

Natürlich müssen Sie sich zuerst darüber klar werden, was Sie suchen wollen. Dabei müssen Sie jedoch nicht *genau* wissen, was Sie finden wollen. Es genügt, wenn Sie eine gewisse Vorstellung von Ihrem »Informationsbedürfnis« haben. Denn das Internet bietet Ihnen die Möglichkeit, selbst mit vagen Ideen zum Ziel zu kommen, indem man auch auf sein Glück vertraut, interessante Seiten zu finden. So müssen Sie z. B. nicht genau wissen, *welche* Therapie Sie suchen; es genügt, wenn Sie als Thema »Therapie« festlegen. Dabei sollten Sie sich immer vor Augen halten, was Sie bereits über die Erkrankung wissen, da dies der beste Ausgangspunkt für die Festlegung des The-

Überlegen Sie sich zunächst, was Sie überhaupt suchen

mas (und später der Suchwörter) ist. Ein Behandlungstagebuch, in das Sie z. B. Diagnosen und Behandlungsmaßnahmen eintragen, kann dabei sehr hilfreich sein. So gehört zu einer effizienten Suche eigentlich immer die Angabe der Krebsart, an der Sie genau erkrankt sind. Im folgenden Kapitel werden einige Themenbereiche beschrieben, die für Krebspatienten generell in Betracht kommen. Selbst wenn Sie überhaupt nicht wissen, was Sie im Internet suchen, können Sie den Darstellungen dort einige Anregungen entnehmen und so Informationsbedürfnisse erkennen.

Wählen Sie ein passendes Suchwort und eine geeignete Suchhilfe

Natürlich können Sie im Internet nicht nur nach Internet-Seiten, sondern auch nach anderen Medien wie z. B. Büchern oder Broschüren suchen. In diesen Fällen müssen jedoch andere Suchmethoden angewendet werden, die auf S. 101 dargestellt werden. Darüber hinaus gibt es noch andere Informations- und Kommunikationsmöglichkeiten wie e-Mail *[S. 94]* oder Foren *[S. 99]*.

Im nächsten Schritt müssen Sie ein *Suchwort* (bzw. eine *Suchwortkombination*) sowie eine geeignete Suchhilfe (Suchmaschine, Verzeichnis etc.) festlegen, um die gewünschten Seiten zu finden. Mit der Wahl des Suchwortes können Sie das Ergebnis am stärksten beeinflussen. An dieser Stelle müssen Sie jedoch bereits vorwegnehmen, in welcher Art von Suchhilfe Sie suchen wollen. Generell kann gesagt werden, dass sehr spezielle Begriffe wie z. B. die seltene Krebsart »Phylloidestumor« bei Verzeichnissen zu keinem Ergebnis führen, während relativ allgemeine Begriffe wie »Lungenkrebs« bei Meta-Suchmaschinen eine viel zu große Anzahl von Internet-Seiten liefern. Für sehr häufige Suchwörter wie Krebs oder Lungenkrebs sollte man demnach besser Verzeichnisse benutzen. Ein sehr seltenes Suchwort oder eine Kombination von mehreren Wörtern sollte man dagegen mit Hilfe einer Meta-Suchmaschine suchen. Es ist wichtig, dass die Häufigkeit des Suchwortes und die Datenmenge der Suchhilfe in einem ausgewogenen Verhältnis zueinander stehen (Abb. 4.1). Denn es ist nicht unbedingt vorteilhaft, so viele Ergebnisse wie möglich zu haben. Wer schaut sich schon 100.000 z. T. nutzlose Seiten an? Vielmehr sollte man anstreben, nur einige Dutzend Ergebnisse zu erhalten, da man sich in einer Suchabfrage höchstens 100 Seiten an-

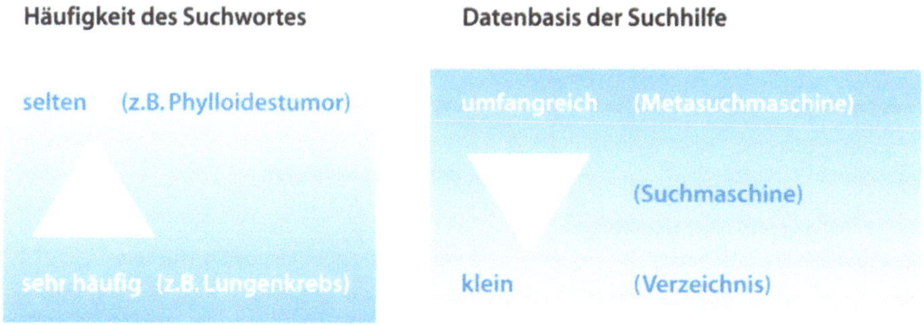

Häufigkeit des Suchwortes	Datenbasis der Suchhilfe
selten (z.B. Phylloidestumor)	umfangreich (Metasuchmaschine)
	(Suchmaschine)
sehr häufig (z.B. Lungenkrebs)	klein (Verzeichnis)

Abb. 4.1.
Suchwort und Suchhilfe sollten in einem ausgewogenen Verhältnis stehen

schauen wird. Schließlich muss man dann noch die uninteressanten Seiten aussortieren, da die Suchmaschine das Sucherergebnis ja nur anhand eines Wortvergleichs erstellt.

Doch wie findet man ein geeignetes Suchwort (bzw. eine Kombination von mehreren Suchwörtern), mit dem man sein Suchziel am besten erreichen kann? Leider unterlaufen hier oft vermeidbare Fehler, da die meisten Nutzer sich zwar vieles denken, diese Informationen dann aber schlecht in geeignete Suchwörter überführen. Natürlich ist es schwierig, Suchwörter so festzulegen, dass das Ergebnis optimal ist. Schließlich benutzt man nur eines oder wenige Wörter, mit denen eine »Maschine« aus Millionen Dokumenten eine kleine Auswahl zusammenstellt. Wenn man sich vor Augen führt, wie eine solche Maschine anhand der Suchworte die relevanten Seiten auswählt, kann man bereits die gröbsten Fehler vermeiden. Bedenken Sie, dass Suchmaschinen (d. h. Meta-Suchmaschinen, Eintrag-Suchmaschinen und automatische Suchmaschinen) den *ganzen* Text einer Internet-Seite durchsuchen. Es sitzt dort niemand, der kontrolliert, ob die gefundenen Seiten auch wirklich für Sie interessant sind oder überhaupt mit Ihrem Thema zusammenhängen. Die (Such-)Maschine nennt Ihnen alle Internet-Seiten, in denen genau das von Ihnen angegebene Wort zu finden ist. Wenn Sie also in einer Suchmaschine nach dem Wort »Krebs« suchen, erhalten Sie alle Seiten, in denen die 5 Buchstaben K-R-E-B-S zusammenhängend ausgeschrieben sind. Ob diese Buchstabenkette jetzt für »Menschen« ein Wort, ein Name

Tabelle 4.2	Destillation geeigneter Suchwörter aus einer Frage
Frage	Suchwörter
Wo finde ich Informationen über Krebs?	Informationen, Krebs
Wie stelle ich Brustkrebs fest?	Brustkrebs, feststellen
Welche Therapie wird beim kleinzelligen Lungenkarzinom angewendet?	Lungenkarzinom, kleinzellig, Therapie

oder ein Schreibfehler ist und in welchem Zusammenhang sie steht, interessiert die Maschine überhaupt nicht. Daher sollten Sie bei einer Suche in Suchmaschinen zweideutige Begriffe unbedingt vermeiden. Da »Krebs« in Deutschland auch ein relativ häufiger Name ist, erhalten Sie bei einer Suchabfrage nach diesem Wort wahrscheinlich zunächst unzählig viele Seiten von Personen, deren Name »Krebs« lautet. Darüber hinaus werden Sie sicher noch einige Seiten finden, die das Tier »Krebs« oder das gleichnamige Sternzeichen behandeln. Natürlich erhalten Sie auch sehr viele (!) Seiten, die sich mit der Krankheit Krebs beschäftigen. Diese sind jedoch leider völlig ungeordnet, da sie ja nur den Begriff »Krebs« enthalten müssen. Mit einem solch allgemeinen und häufigen Suchwort suchen Sie am besten in Verzeichnissen. Hier gibt es meist eine eigenständige Rubrik »Krebs«, in der ausschließlich Seiten aufgelistet werden, die sich tatsächlich mit der Krankheit Krebs befassen. Denn der Katalog von Verzeichnissen wird von Menschen erstellt und ist daher relativ übersichtlich geordnet. Auf S. 87 finden Sie Beispiele, wie man mit Hilfe von Verzeichnissen an Krebsinformationen gelangt.

Formulieren Sie eine richtige Frage

Um herauszufinden, welche Suchworte sich für Ihr Informationsbedürfnis am besten eignen, verwenden Sie am besten einen alten Trick: Formulieren Sie eine »echte« Frage so, als ob Sie jemanden persönlich ansprechen würden. Eine solche Frage könnte z. B. lauten: »Wo finde ich Informationen über Krebs?«, »Wie stelle ich Brustkrebs fest?« oder »Welche Therapie wird beim kleinzelligen Lungenkarzinom angewendet?« Versuchen Sie, die Frage so zu formulieren, dass Sie von Ihrem Gesprächspartner genau die gewünschten Informationen erhalten würden. Seien Sie dabei so präzise wie möglich, da Ihr Gegenüber Ihren Fall ja nicht kennt. Stellen Sie also keine Frage wie: »Welche Therapie kann mir helfen?« Ihr Gesprächspartner würde hier sofort fragen, an welcher Krebsart Sie denn leiden. Ohne diese Angabe kann er Ihnen nicht antworten, schließlich sehen die Therapiemaßnahmen ja für jede Krebsart anders aus. Eine solche Frage sollte aus *einem* Satz bestehen, beschränken Sie sich daher auf das unbedingt Notwendige, ohne zu viel Informationen zu geben. Natürlich können Sie einen solchen Fragesatz nicht einfach in eine Suchmaschine eingeben; die Suchmaschine würde dann nur Seiten finden, in denen *jedes* einzelne Wort Ihrer Frage vorkommt. Viele Wörter sind jedoch für Ihr Thema gar nicht wichtig und als Auswahlkriterium ungenügend. Dies sind zum einen solche Wörter, die auch auf Internet-Seiten vorkommen können, die sich nicht mit dem Thema Krebs befassen. Zum anderen gibt es viele Wörter, die nicht zwingend auf einer für Sie interessanten Internet-Seite erscheinen müssen. Solche Wörter sollten Sie nicht verwenden, da Sie so das Suchergebnis negativ beeinflussen würden. Dies sind z. B. die Fragewörter *Wer, Wie, Wo* oder Wörter wie *und, oder, der, die, das*. Die *Tabelle 4.2* verdeutlicht, wie man aus den oben genannten Fragen geeignete Suchwörter »destillieren« kann.

Wie Sie sehen, wurden die wichtigen Wörter der jeweiligen Frage nicht in ihrer Ursprungsform übernommen, sondern in die entsprechende Grundform überführt. So wurde aus »stelle ich fest« das Suchwort »feststellen«. Ebenso wurde aus »kleinzelligen« das Suchwort »kleinzellig«. Diese Umsetzung ist deshalb nützlich, da man dann einen Ausgangspunkt für die verschiedenen Formen eines Wortes gefunden hat. Wie erläutert, suchen Suchmaschinen im Gegensatz zu Verzeichnissen im ganzen Text einer Internet-Seite nach dem von Ihnen eingegebenen Suchwörtern. Dabei wird immer exakt nach dem eingegebenem Wort gesucht, nicht jedoch nach möglichen Variationen. Schließlich versteht die Suchmaschine ja nicht, was Sie mit dem Wort meinen, sie sieht es nur als eine Aneinanderreihung von Buchstaben. Erst recht kennt die Suchmaschine keine Grammatik.

Mit Platzhaltern können sie gleichzeitig nach mehreren Begriffen suchen

Tabelle 4.3	Einsatz von Platzhaltern im Suchwort
Das Suchwort	Findet z. B. folgende Wörter
Lungenk*	Lungenkrebs, Lungenkrank, Lungenkarzinom, Lungenklinik
Therapie*	Therapie, Therapien, Therapieverfahren
Kleinzellig*	Kleinzellig, kleinzelliges, kleinzelligen, kleinzelliger

Wenn Sie also die Suchworte »kleinzelligen« und »Lungenkarzinom« benutzen, werden Sie z. B. diejenigen Internet-Seiten *nicht* finden, in denen lediglich die Worte »kleinzellig« und »Lungenkarzinome« vorkommen, da sich hier das Wort »kleinzellig« unterscheidet.

Daher ist es sinnvoll, sich eine Funktionalität vieler Suchmaschinen zu Hilfe zu nehmen: den Platzhalter (auch Trunkierung genannt). Damit kann man das Wortende offen lassen und gleichzeitig nach verschiedenen Formen eines Wortes suchen. Als Platzhalterzeichen wird oft der Stern »*«, seltener das Fragezeichen »?« benutzt. Nähere Informationen hierzu finden Sie in der Hilfeoption der jeweiligen Suchmaschine, der Sie auch entnehmen können, ob bei ihr die Suche mit Platzhalter überhaupt möglich ist. Es ist sinnvoll, den Platzhalter, der bei den meisten Suchmaschinen bis zu 5 Zeichen ersetzen kann, an den Wortstamm zu hängen, um möglichst alle Variationen des Begriffes miteinzubeziehen. Der Wortstamm ist der Teil des Wortes, der sich bei den verschiedenen Wortformen (z. B. Einzahl, Mehrzahl oder eine gebeugte Form) nicht ändert. Im obigen Beispiel lauten die Wortstämme »Lungenkarzinom« und »kleinzellig«. Bei einer Suche mit Platzhaltern sollten Sie also die Suchwörter »Lungenkarzinom*« und »kleinzellig*« verwenden. Damit finden Sie nicht nur Internet-Seiten, in denen die beiden Begriffe genau vorkommen, sondern auch solche, in denen sich Wörter wie »kleinzellig*en*«, »Lungenkarzinoms« finden. Da auch bei der Verwendung eines Platzhalters die Suchmaschine nicht zwischen sinnvollen und sinnlosen Begriffen unterscheiden kann, sollten Sie auch hier mehrdeutige Wörter vermeiden.

So werden Sie z. B. bei einer Suche nach dem Wort »Krebs*« Millionen von Internet-Seiten finden, da damit nicht nur das Wort *Krebs* gesucht wird, sondern auch Variationen wie *krebskrank* oder *Krebsprävention*. Natürlich können Sie auch mehrdeutige Wörter verwenden, wenn diese in *ihrer Kombination* eindeutig sind. Wenn Sie nach den Suchwörtern »Krebs*« und »kleinzellig*« suchen, werden Sie sicherlich nur Seiten finden, die sich mit der Krankheit Krebs beschäftigen. Denn es ist relativ unwahrscheinlich, dass Sie damit eine Seite einer Frau »Krebs« finden. Schließlich muss ja auch eine Form des medizinischen Begriffs »kleinzellig« auf der Seite vorkommen.

Die *Tabelle 4.3* zeigt, wie Sie jeweils mit geeigneten Wortstämmen und Platzhaltern nach verschieden Variationen von Schlüsselwörtern suchen können:

Sicherlich werden Sie mit den ersten Suchwörtern, die Sie mit Hilfe des oben beschriebenen Verfahrens ermittelt haben, nicht sofort die bestmögliche Kombination gefunden haben. Denn je nachdem, wie Sie die Fragen stellen, werden Sie zu unterschiedlichen Wörtern kommen. Daher ist es in jedem Fall sinnvoll, auch andere Suchwörter zu benutzen, die die gleiche Bedeutung haben wie die ersten, aber zu einem besseren Suchergebnis führen. Um Ihnen die Auswahl alternativer Suchwörter zu erleichtern, werden im Folgenden 4 unterschiedliche Typen von Suchwort-Kombinationen dargestellt. Wenn Sie also mit dem oben beschriebenen Verfahren eine Kombination von Suchwörtern ermittelt haben, brauchen Sie nur noch festzustellen, welchen Typ Sie ermittelt haben. Dann können Sie versuchen, auch die anderen Typen durch Variieren der Suchwörter abzudecken:

– Die Suchmaschine sucht die eingegebenen Begriffe zunächst im Titel der Seite. Wie bei Büchern werden die Titel von Internet-Seiten meist in Form von Hauptwörtern gebildet. Die Überschrift einer Seite, die Ihre Frage »Wo finde ich Informationen zum Thema Krebs?« beantwortet, könnte einfach *Krebs* oder *Informationen zum Thema Krebs* lauten. Hier liegen Sie mit den Suchwörtern »Krebs*« und »Information*« genau richtig. Eine Seite zur Frage »Wie stelle ich Brustkrebs fest?« wird jedoch

Finden Sie alternative Suchwörter

nicht unbedingt die Worte »Brustkrebs« und »feststellen« im Titel haben. Eine solche Seite könnte z. B. als Titel »Diagnose von Brustkrebs« oder »Wie kann man Brustkrebs feststellen?« haben. Mit den Suchwörtern »Brustkrebs*« und »feststellen« finden Sie jedoch nur Seiten mit dem letzten Titel, nicht jedoch solche, die das Wort *Diagnose* im Titel haben. Daher sollten Sie unbedingt die Suchwörter »Diagnose« und »feststellen« einmal austauschen: Suchen Sie also einmal nach »Brustkrebs« und »feststellen« und ein anderes mal nach »Brustkrebs« und »Diagnose«. Eine Seite zur Frage »Welche Therapie wird beim kleinzelligen Lungenkarzinom angewendet?« könnte als Titel beispielsweise *Therapie des kleinzelligen Lungenkarzinoms* haben. Einen solchen Titel finden Sie mit den Suchwörtern »Lungenkarzinom*«, »kleinzellig*« und »Therapie*« auf jeden Fall.

- Suchmaschinen suchen die von Ihnen eingegebenen Wörter auch im gesamten Text der Internet-Seite. Im Text der Seite werden natürlich ganz andere Formulierungen verwendet als im Titel. Während im Titel einer Seite meist eine kurze prägnante Formulierung zu finden sind (»Diagnose von Brustkrebs«), besteht der richtige Text der Seite aus vollständigen Sätzen. Diese Formulierungen finden Sie mit den ursprünglichen Suchwörtern meist am besten, da diese ja auch einem vollständigen Satz entstammen.
- Suchmaschinen durchsuchen jedoch meist nicht nur den Titel und den sichtbaren Text auf einer Seite, sondern auch den unsichtbaren Text, den viele Autoren ihren Internet-Seiten beifügen. Hierbei handelt es sich meist um kurze Zusammenfassungen sowie um wenige Stichwörter, die den Inhalt der Seite möglichst treffend beschreiben sollen. Die unsichtbaren Zusammenfassungen sind nicht weiter relevant; sie werden von den Suchmaschinen benötigt, wenn sie Ihnen das Ergebnis einer Suche zusammenfassen. Darüber hinaus sind sie ja auch so aufgebaut wie der Text einer Seite. Für die Auswahl der Suchwörter sind jedoch die Stichwörter von Bedeutung, die sich die Autoren einfallen lassen. Diese dienen einzig und allein dazu, dass man mit Hilfe von Such-

Tabelle 4.4	Mögliche Alternativen einer Suchwortkombination
Ursprüngliche Suchwörter:	**Brustkrebs, feststellen**
Titel der Internet-Seite	(1) Brustkrebs, Diagnose
Text der Internet-Seite	(2) Brustkrebs, feststellen
Stichwörter bzw. Schlagwörter	(3) Brustkrebs, Diagnose
Medizinische Fachbegriffe	(4) Mammakarzinom, Diagnose

maschinen die jeweilige Seite besser bzw. überhaupt findet. Als Stichwörter werden fast ausschließlich Hauptwörter verwendet. Im günstigsten Falle sind bei den (Inhalts-)Stichwörtern einer Seite bereits alternative Bezeichnungen für die jeweils behandelte Krebsart angegeben. Aus der Art der Darstellungen werden meist weitere Schlagworte abgeleitet wie z. B. *Diagnose, Therapie, Information, Selbsthilfegruppe* etc. Eine Seite, die die Frage »Wo finde ich Informationen zum Thema Krebs?« beantwortet, könnte das Schlagwort »Krebsinformation« aufweisen. Daher sollten Sie auf jeden Fall auch nach aussagekräftigen Schlagwörtern suchen, indem Sie sich für Ihre ursprünglichen Suchwörter auch solche Variationen ausdenken.

– Eine weitere wichtige Möglichkeit, interessante Seiten zu finden, ist die Verwendung medizinischer Fachbegriffe statt umgangssprachlicher Bezeichnungen. Hierbei müssen Sie jedoch beachten, dass Sie mit solchen Fachbegriffen tendenziell eher Fachtexte von oder für Ärzte finden. Natürlich werden auch in einfachen Texten, die sich an Patienten und Angehörige richten, Fachbegriffe verwendet, die Suche nach dem Fachbegriff Bronchialkarzinom liefert jedoch anspruchsvollere Inhalte als die Suche nach dem umgangssprachlichen Begriff *Lungenkrebs*. Es ist aber dennoch ratsam, sich auch einmal solche anspruchsvolleren Seiten anzuschauen. Wenn Sie gezielt wissenschaftliche Texte suchen, weil Sie sich beispielsweise für neue Therapieansätze interessieren, dann sollten Sie unbedingt die entsprechenden Fachbegriffe verwenden.

Um Ihnen das Auffinden alternativer Suchwörter zu erleichtern, bieten wir Ihnen in Kap. VI einen sog. Thesaurus. Dieser listet für einen bestimmten Begriff mögliche Variationen und Fachbegriffe mit derselben oder einer sehr ähnlichen Bedeutung auf. Die *Tabelle 4.4* fasst die möglichen Alternativen der Suchwortkombination »Brustkrebs« und »feststellen« noch einmal zusammen.

Schauen Sie sich das Suchergebnis kritisch an

Nachdem Sie Ihre Suchwörter in die Suchmaschinen eingegeben haben, listet diese Ihnen die gefunden Seiten, also das Suchergebnis, untereinander auf. Meist werden ca. 10–20 Internet-Seiten auf einer Bildschirmseite der Suchmaschine angegeben; weitere Treffer werden auf den folgenden Ergebnisseiten aufgelistet, zwischen denen Sie über Links wie »nächste Seite« oder »weiter« hin und her wechseln können. Die meisten Suchmaschinen geben im Suchergebnis für jede gefundene Internet-Seite, die Ihren Sucheingaben entspricht, folgende Angaben:
– den Titel der Seite,
– eine Kurzbeschreibung des Inhalts in wenigen Sätzen,
– eventuell das Datum, wann sie zuletzt geändert wurde,
– die Adresse der Internet-Seite (http://www......) sowie
– weitere Angaben über Sprache, Größe der Seite.

Viele Suchmaschinen geben Ihnen auch an, wie viele Seiten gefunden wurden. Bereits anhand dieser Zahl der Treffer und einem Blick auf die Kurzzusammenfassungen können Sie einschätzen, wie erfolgreich Ihre Suche war. Natürlich können Sie den Inhalt einer Seite erst dann abschließend beurteilen, wenn Sie diese angeschaut haben. Falls Sie aber mehrere tausend Treffer erzielt haben und die Kurzzusammenfassungen von Ihrem Informationsbedürfnis meilenweit entfernt liegen, dann sollten Sie sich nicht die Mühe machen, hunderte von Seiten anzuschauen. Wenn unter den ersten 30 keine Internet-Seite angegeben ist, die Ihren Interessen entspricht, sollten Sie das Suchergebnis verwerfen. In diesem Falle gilt es herauszufinden, warum das Suchergebnis so schlecht ausgefallen ist. Fällt Ihnen irgendein Zusammenhang zwischen den einzelnen Treffern auf? Vielleicht haben Sie mit Ihren alternativen Suchwörtern mehr Glück.

Wenn Sie auch jetzt nichts Passendes gefunden haben, sollten Sie die folgenden Punkte überprüfen:
- Sind Ihre Suchwörter zu präzise oder haben Sie zu viele Suchwörter verwendet? Zuerst sollte man immer so präzise wie möglich suchen. Wenn das Suchergebnis aber zu wünschen übrig lässt, sollten Sie versuchen, die Suchwörter etwas allgemeiner zu fassen. Falls Sie z. B. mit den Suchwörtern »Bronchialkarzinom*«, »kleinzellig*« und »Immuntherapie« gesucht haben, sollten Sie einmal das Suchwort »kleinzellig*« wegnehmen und nur nach den anderen beiden Wörtern suchen. Eventuell finden Sie auch ohne diese Einschränkung Informationen für den kleinzelligen Lungenkrebs. Auf der anderen Seite können Sie auch zu viele Suchwörter vorgegeben haben. Als Faustregel gilt: Wenn Sie der Suchmaschine vorgeben, dass *alle* Suchwörter auf einer Seite gefunden werden müssen, sollten höchstens 3 Suchwörter eingegeben werden. Wenn Sie der Suchmaschine vorgeben, dass *möglichst viele* der angegebenen Suchwörter gefunden werden sollen, können Sie gerne 5 oder 6 Wörter eingeben. Sie sollten jedoch darauf achten, dass Sie nicht zu viele weniger wichtige Wörter eingeben. So ist es sicherlich möglich, mehrere alternative Bezeichnungen für die Krebsart einzugeben (Lungenkrebs, Bronchialkarzinom, Lungenkarzinom), jedoch sollten nur wenige der zusätzlich eingrenzenden Wörter wie z. B. »kleinzellig« angegeben werden. Die beiden genannten Vorgehensweisen, entweder *nach allen* oder *nach möglichst vielen* Suchwörtern zu fahnden, werden ab *S. 84* anhand von Beispielen erläutert.

Wählen Sie Ihre Suchwörter so präzise wie möglich und so allgemein wie nötig

- Vielleicht erscheinen Ihnen die gefundenen Seiten auch zu allgemein oder behandeln ein anderes Thema als das von Ihnen gewünschte. In diesem Falle sollten Sie eine zusätzliche Einschränkung vornehmen, indem Sie entweder genauere Bezeichnungen verwenden (also *Magenkrebs* statt *Krebs*) oder ein zusätzliches Suchwort (etwa *Nachsorge*) hinzufügen.

Schränken Sie Ihre Suchwörter notfalls ein

- Es kann natürlich auch sein, dass Sie deswegen nicht fündig werden, da Ihr Thema zu aktuell ist oder noch nicht auf Internet-Seiten behandelt wird. Aktuelle Themen können Sie in speziellen

Abb. 4.2
Öffnen eines neuen Browser-Fensters mit Hilfe des Kontextmenüs über die rechte Maustaste

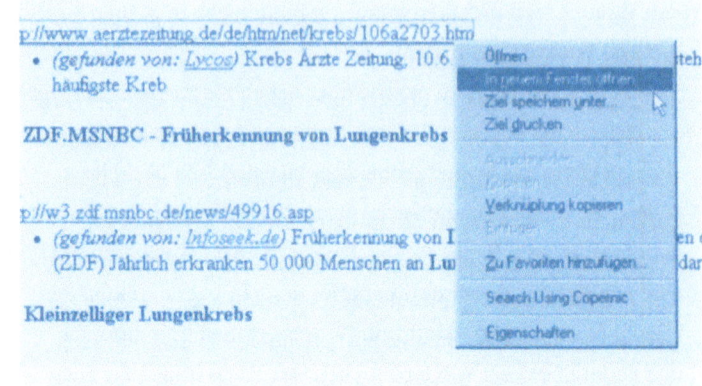

Suchen Sie auch in Datenbanken oder Zeitschriften

Datenbanken über Zeitschriften oder wissenschaftliche Veröffentlichungen finden [z. B. Medline S. 108]. Darüber hinaus können Sie versuchen, nicht direkt eine Internet-Seite über Ihr Thema, sondern einen geeigneten Ansprechpartner zu finden, der Ihnen weiterhelfen kann. Wenn Sie beispielsweise Informationen über ein bestimmtes Medikament oder eine neue Therapie suchen, können Sie zunächst herauszufinden versuchen, in welcher Universität oder Unternehmen die jeweilige Forschung stattfand und sich dann an die Fachabteilung oder die allgemeine Presseabteilung wenden.

Wenn Sie aber aufgrund der Kurzusammenfassungen unter den Treffern eine bestimmte Internet-Seite als interessant erachten, können Sie diese aufrufen, indem Sie mit der linken Maustaste auf den meist blau markierten Titel dieser Internet-Seite klicken. Dann wird jedoch das gerade betrachtete Suchergebnis gelöscht, da die Seite im gleichen Fenster aufgerufen wird. Meistens ist man sich jedoch noch nicht genau sicher, ob eine bestimmte Internet-Seite wirklich so informativ ist, dass keine andere im Suchergebnis angegebene Seite noch in Betracht kommt. In diesen Fällen ist es sinnvoll, bei der Anzeige des Suchergebnisses nicht mit der linken Maustaste auf den Titel der Internet-Seite zu klicken, die Sie betrachten möchten, sondern mit der rechten Maustaste. Es öffnet sich dann ein kleines Auswahlmenü, das Ihnen anzeigt, welche Aktionsmöglichkeiten Ihnen jetzt offenstehen *(Abb. 4.2)*. Je nachdem, welchen Browser (Internet-Programm) Sie benutzen, gibt es hier eine Option »Seite in einem neuen Fenster öffnen« (oder ähnlich). Wenn Sie diese Option wählen, wird die Internet-Seite nicht in dem Fenster angezeigt, in dem gerade das Suchergebnis angezeigt wird, sondern in einem neuen Fenster. Das Suchergebnis bleibt Ihnen somit erhalten, so dass Sie nach Betrachten der neu geöffneten Seite immer wieder darauf zurückgreifen können. Mit diesem Verfahren ist es leicht möglich, viele im Suchergebnis angegebene Seiten nacheinander durchzuschauen. Öffnen Sie über die rechte Maustaste eine interessant erscheinende Internet-Seite in einem neuen Fenster und lesen Sie sich diese durch. Anschließend können Sie sie entweder über die Menüleiste die Option *Datei* ▶ *Schließen* oder durch Klicken auf das kleine Kreuz in der rechten oberen Ecke des Fensters schließen. Danach können Sie wieder das Suchergebnis anschauen und wiederum eine interessante Internet-Seite mit Hilfe der rechten Maustaste öffnen. Normalerweise werden die Adressen von Internet-Seiten, die Sie schon einmal aufgerufen haben, in einer anderen Farbe markiert als neue Adressen, so dass Sie genau erkennen können, ob Sie diese Seite bereits einmal aufgerufen haben. Beim Durchsehen eines Suchergebnisses gilt dies aber nur eingeschränkt (z. B. wenn Sie über »Neu Laden« oder »Reload« das Suchergebnis neu angefordert haben). Daher müssen Sie sich, wenn Sie das Suchergebnis durchgehen, diejenigen aufgelisteten Internet-Seiten merken, die Sie bereits aufgerufen haben. Am einfachsten ist dies, wenn die Suchmaschine eine nummerierte Liste der Internet-Seiten erstellt, weil Sie dann nur wissen müssen, bis zu welcher Nummer Sie beim Durchsehen des Suchergebnisses gekommen sind.

Wenn Sie mit Ihrer Suchanfrage interessante Seiten gefunden haben, stellt sich nun noch die Frage, wie Sie mit diesen Seiten weiter umgehen möchten. Sicherlich werden Sie jetzt fragen, wieso dies noch relevant ist, wenn man bereits das gefunden hat, was man suchte. Im Internet existieren jedoch eine ungeheure Informationsfülle sowie ein breites Spektrum an Meinungen. Man sollte sich daher

Werten Sie das Suchergebnis gezielt aus

nicht einfach mit den »erst besten« Informationen zufrieden geben, sondern auch »andere Meinungen einholen«. Schließlich können Sie nur so ein Gefühl dafür bekommen, welche Informationen Ihnen nützlich sind und welchen Informationen Sie vertrauen können. Wenn Sie z. B. nach alternativen Therapieansätzen zum Lungenkrebs gesucht haben, weil Sie der Meinung sind, dass die herkömmlichen Therapieverfahren wie Chemotherapie oder Bestrahlung zu belastend oder bei Ihnen erfolglos geblieben sind, dann wird man verschiedene alternative Ansätze suchen. Darüber hinaus ergeben sich durch die gefundenen Seiten weitere Fragen oder Sie möchten mehr über einen bestimmten Therapieansatz erfahren. Wie soll man vorgehen, damit auch die Auswertung des Suchergebnisses nicht planlos verläuft? Schließlich wäre es äußerst schade, wenn man durch unkontrolliertes Hin- und Herspringen interessante Seiten übersieht oder verliert. Wie Sie genau vorgehen sollten, müssen Sie selbst (ausprobieren und) entscheiden. Denn dies hängt beispielsweise von Ihren Lesegewohnheiten ab. Die folgenden Punkte sollen Ihnen als Orientierungshilfe dienen:

Archivieren Sie wichtige Informationen

Halten Sie an interessanten Internet-Seiten fest! Es gibt nichts Schlimmeres als eine Seite zu suchen, die man bereits gefunden, aber dann wieder verloren hat. Dies ist nervenaufreibend und kostet viel Zeit, die man wirklich besser nutzen könnte. Fast alle Browser verfügen über die Funktionen *Drucken* und *Bookmarks*.

Ein Ausdruck bewahrt Informationen dauerhaft

Die einfachste Möglichkeit, Internet-Seiten aufzubewahren, besteht darin, sie auszudrucken. Hierzu müssen Sie zunächst die gewünschte Seite aufrufen. Danach können Sie über die Menüleiste des Browsers die Option »(Seite) Drucken« ausführen. Diese finden Sie meist oben links unter dem Menüpunkt »Datei«. Falls Sie die Option nicht finden sollten, können Sie im Menüpunkt »Hilfe« weitere Informationen nachlesen. Manchmal hat der Browser auch ein kleines Druckersymbol in der oberen Symbolleiste; es genügt dann, wenn Sie auf dieses Symbol klicken. Die Vorteile eines Ausdrucks liegen darin, dass die Seite immer verfügbar ist. Man kann Sie ohne Computer lesen und evtl. auch dem Arzt vorlegen. Darüber hinaus können viele Menschen besser mit gedruckten Informationen umgehen, da sie die Seiten z. B. auch in einen Ordner abheften können. Dabei muss man aber beachten, dass viele Internet-Seiten im Laufe der Zeit aktualisiert werden. Wenn Sie also der Ansicht sind, dass diese Seite in Kürze aktualisiert werden könnte, dann sollten Sie sich bei Seiten von Organisationen etwa jeden Monat, bei privaten Seiten etwa jedes Vierteljahr die betreffende Seite noch einmal anschauen. Seiten, auf denen die Leser selbst Beiträge und Mitteilungen eintragen können [sog. Foren, S. 99], sollten Sie innerhalb einiger Tage wieder einmal besuchen. Manchmal werden Internet-Seiten nach einer bestimmten Zeit wieder gelöscht oder sind aus technischen Gründen nicht abrufbar. In diesem Falle ist es natürlich hilfreich, wenn man die Seite vorher ausgedruckt hat.

Die Adresse einer interessanten Seite können Sie als »Bookmark« (engl. Lesezeichen) in Ihrem Browser speichern; beim Internet-Explorer werden diese Lesezeichen als »Favoriten« bezeichnet.

Mit Lesezeichen heben Sie also nicht die Internet-Seite selbst auf, sondern speichern nur die Adresse dieser Seite. Hierdurch bleibt Ihnen das Notieren der langen Internet-Adressen (http://www...) erspart und mögliche Eingabefehler werden vermieden. Wenn Sie dann später auf ein solches Lesezeichen klicken, wird die entsprechende Seite automatisch aufgerufen. Um ein solches Lesezeichen abzulegen, müssen Sie zunächst die betreffende Seite aufrufen. Danach können sie über den Schaltknopf »Bookmarks« oder »Lesezeichen« ein Lesezeichen hinzufügen bzw. ablegen. Alternativ befindet sich in der Menüleiste meist auch eine entsprechende Option. Dabei wird gleichzeitig der Titel der Seite als Kurzbeschreibung des Lesezeichens übernommen. So wissen Sie später immer, welche Seite Sie mit einem bestimmten Lesezeichen aufrufen. Mit der Option »Lesezeichen hinzufügen« wird die Internet-Adresse der gerade betrachteten Seite in die Liste der Lesezeichen eingefügt. Wenn Sie viele Lesezeichen ablegen, wird diese Liste bald sehr unübersichtlich. Sie können jedoch Ihre Lesezeichenliste in einzelne Ordner unterteilen, auf die Sie die verschiedenen Lesezeichen verteilen. So können Sie z. B. einen Ord-

Bookmarks erleichtern den regelmäßigen Zugriff auf interessante Internet-Seiten

ner erstellen für Informationen über neue Therapiemethoden, einen weiteren für Selbsthilfegruppen oder für Seiten von Privatleuten usw. Eine solche Einteilung können Sie über die Option »Lesezeichen bearbeiten« bzw. »Favoriten bearbeiten« erstellen und ändern. Hier können Sie Lesezeichen auch wieder löschen oder in einen anderen Ordner verschieben, so dass Ihre Liste immer übersichtlich bleibt. Wenn Sie einmal eine Unterteilung vorgenommen haben, können Sie neue Lesezeichen direkt in einen bestimmten Ordner ablegen, so dass eine spätere Sortierung entfällt; die entsprechende Option wird meist mit »Lesezeichen ablegen« bezeichnet. Lesezeichen haben den Vorteil, dass Sie immer auf die aktuelle Version einer Seite zurückgreifen können. Außerdem ist es relativ leicht, eine gewisses Maß an Ordnung zu halten. Wenn man die Adressen auf einem Notizzettel aufschreiben würde, artet es irgendwann in Chaos aus. Nachteilig ist natürlich, dass die Internet-Seiten nicht immer verfügbar sind. Wenn man eine bestimmte Seite aufrufen möchte, benötigt man jedesmal eine Verbindung mit dem Internet, da die Seite jedesmal neu abgerufen werden muss. Aus technischen Gründen ist es ratsam, Lesezeichen immer auf die hierarchisch höchste Seite, die Homepage *[S. 32]*, anzulegen. Bedenken Sie immer, dass Internet-Seiten bisweilen auch gelöscht werden.

Nutzen Sie die gefundenen Informationen als Basis für einen neuen Suchvorgang

Wenn Sie eine interessante Seite gefunden haben, wird diese Ihnen zwar eine Fülle von Informationen bieten. Trotzdem werden jedoch Fragen aufkommen, beispielsweise wenn Sie etwas nicht ganz verstehen oder wenn Informationen fehlen. Das ist ja eine ganz normale Erfahrung: Je mehr man sich mit einem bestimmten Thema auskennt, desto mehr Fragen ergeben sich. Im Gegensatz zu einem Buch oder einer Zeitschrift haben Sie im Internet die Möglichkeit, sofort Antworten auf Ihre Fragen zu suchen. Wenn Sie also beispielsweise eine Seite über eine erfolgversprechende Therapie gefunden haben, werden Sie sich vielleicht fragen, wo diese Therapie eingesetzt wird oder welche Nebenwirkungen auftreten können. Hierzu müssen Sie sich wieder überlegen, welche Suchwörter zum Ziel führen könnten. Vielleicht fällt Ihnen ja wieder eine passende Fragestellung ein, mit der Sie die wichtigsten Suchwörter eingrenzen können. In diesem neuen Fenster können Sie dann mit Hilfe einer geeigneten Suchmaschine weitere Informationen suchen. Wenn Ihre Frage beantwortet wurde, können Sie das neue Fenster schließen und zu dem ersten Browser-Fenster zurückkehren. Im Internet gibt es auch einige Online-Wörterbücher für medizinische Fachbegriffe (z. B. unter http://www.lifeline.de/roche/). Wenn Sie also einen Begriff nicht verstehen, können Sie entweder direkt ein solches Wörterbuch aufrufen und dort den Begriff nachschlagen oder Sie suchen einfach im Internet nach diesem Begriff, wobei Sie bei der 2. Möglichkeit nicht sicher sein können, dass Sie wirklich eine Worterklärung finden werden.

Bei der besten Vorbereitung einer Internet-Suche kann es passieren, dass man aufgrund der unpassenden Suchwörter ein relativ schlechtes Suchergebnis erhält. Die Seiten, die die Suchmaschine vorschlägt, beantworten die Fragen kaum oder beschäftigen sich mit ganz anderen Themen. Manchmal findet man dann aber doch (eher zufällig) eine interessante Seite. Einen solchen Zufallstreffer sollte man nicht ungenutzt verstreichen lassen: Versuchen Sie mehr solcher Seiten zu finden. Dazu müssen Sie erkennen, welche Informationen diese Seite Ihnen bietet. Warum finden Sie sie interessant? Vielleicht gelingt es Ihnen, anhand dieser Seite sich bessere Suchwörter auszudenken. Folgendes Beispiel soll das Vorgehen verdeutlichen: Nehmen wir einmal an, Sie haben mit dem relativ allgemeinen Suchwort »Lungenkrebs« in einer Suchmaschine gesucht, dabei stoßen Sie auf einen Artikel einer Fachzeitung, in der ein neuer Zusammenhang zwischen dem Erbgut des Menschen und einer Erkrankung an Lungenkrebs festgestellt wird. Leider sagt dieser Artikel nichts darüber aus, wie diese Erkenntnis im Rahmen einer Behandlung genutzt werden kann. Vielleicht fällt Ihnen nach längerem Lesen auf, was hier beschrieben wird. Was ist Ihrer Meinung nach neu an dieser Entdeckung? Sicherlich muss das Suchwort »Bronchialkarzinom*« in Ihrer Suche vorkommen, da Sie sich ja für Lungenkrebs interessieren, aber eher wissenschaftliche Texte suchen. Sie möchten wissen, ob diese Entdeckung, dass Lungenkrebs auch durch das menschliche Erbgut mitverursacht werden kann, bereits zu einem neuen Behandlungsansatz geführt hat. Also ist das Suchwort »Therapie*« oder

Nutzen Sie Zufallstreffer, um Ihre Suchstrategie zu verbessern

»Behandlung*« erforderlich. Des weiteren suchen Sie ja einen Therapieansatz, der darauf abzielt, diesen (teilweise) vererbten Lungenkrebs zu behandeln. Die Wörter »Erbgut« oder »vererbt« sind aber zu allgemein und werden in medizinischen Texten kaum verwendet. Daher sollten Sie sich fragen, wie er diese Vererbung mit seinen Worten ausdrückt. Diese Stelle im Erbgut des Menschen, von der man vermutet, dass sie Lungenkrebs fördern kann, nennt er allgemein bzw. die genaue Stelle im Erbgut »p53«. Mit folgenden Suchwörtern können evtl. die gewünschten Informationen finden: »Bronchialkarzinom*«, »Therapie*« und »Tumorsuppressorgen*« bzw. »p53*«. Wie Sie sehen, können auch Zufallstreffer zum Ziel führen. Es kann daher auch vorteilhaft sein, nur den Namen der Krebsart als Suchwort zu benutzen – man könnte ja einen Zufallstreffer landen. Allerdings ist es ungünstig, einzig und allein den Namen einer Krebsart als Suchwort zu benutzen, wenn man bestimmte Informationen sucht oder wenn man eine ganz allgemeine Einführung zu dieser Krebsart sucht.

<aside>Links verweisen Sie immer auf themenverwandte Seiten</aside>

Eine weitere Möglichkeit, wie man von einer gefundenen Seite ausgehend weitere ähnliche Seiten findet, sind *Links [S. 27]*. Viele Ersteller von Internet-Seiten nennen Ihnen die Adressen von weiteren Internet-Seiten, die sie für hilfreich oder nützlich halten. Ausgehend von einer guten Seite können Sie sich dann regelrecht durch das Internet »hangeln«. Denn vielleicht finden Sie in der Seite, die Sie über einen Link aufgerufen haben, weitere Links usw. Manchmal treffen Sie auch auf eine Zusammenschluss verschiedener Autoren, die sich alle untereinander mit Links verknüpft haben. Viele der Seiten, die Eltern von leukämiekranken Kindern erstellt haben, sind derart vernetzt. Sie können sich dort über eine einheitliche Schaltfläche von einer Homepage zur nächsten bewegen. Gerade wenn man sich für ein Thema interessiert, bei dem ein solcher Zusammenschluss besteht, kann dies sehr nützlich sein. Man sollte es aber vermeiden, sich *ausschließlich* über Links und Netzwerke durch das Internet zu bewegen. Denn hier besteht die Tendenz zu geschlossenen Zirkeln und Sie werden sich nach einiger Zeit im Kreis bewegen. Neue Internet-Seiten, neue Informationen bleiben Ihnen dann verschlossen. Selbst wenn man also ein Netzwerk von Homepages gefunden hat, das genau die Interessenbedürfnisse abdeckt, sollte man von Zeit zu Zeit auch wieder einmal normale Suchen im Internet durchführen. Es werden sicherlich einige neue oder aktualisierte Informationen verfügbar sein!

Im vorigen Abschnitt haben wir dargestellt, welche Elemente eine Suchstrategie aufweisen muss und welche grundsätzliche Vorgehensweise vorteilhaft ist. Wie man jedoch genau vorgeht, muss jedem Einzelnen überlassen bleiben. Je nachdem, wie geduldig man ist, wird man zunächst anfangen, die gefundenen Seiten anzuschauen. Andererseits kann man natürlich die Treffer auch nur kurz überfliegen, ein Lesezeichen setzen (bzw. die Seite ausdrucken) und dann gleich wieder den Links folgen oder weitere im Suchergebnis angegebene Seiten aufrufen. Die *Abb. 4.3* fasst noch einmal die vorgeschlagene Vorgehensweise zusammen.

Gehen Sie bei der Auswertung des Suchergebnisses immer gleich vor

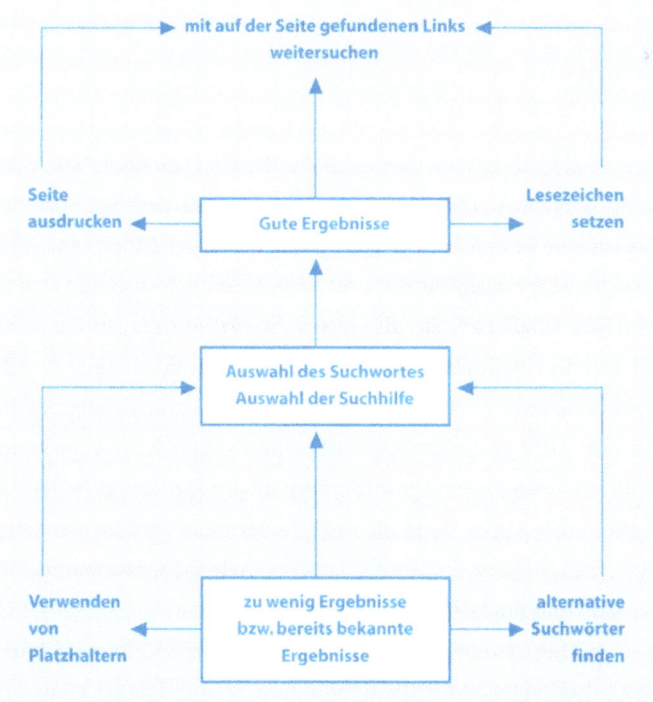

Abb. 4.3.

Strategische Vorgehensweise bei der Suche

Wichtige Tipps zur Suche und mögliche Fehler

Bei der Krebsinformationssuche im Internet gibt es noch zahlreiche Feinheiten, die es zu beachten gilt. Im Folgenden möchten wir die häufigsten Fehler sowie die wichtigsten Tipps kurz auflisten:

Englische und deutsche Schreibweise unterscheiden sich

Beachten Sie unterschiedliche Schreibweisen für die jeweilige Krebsart. Das englische »c« wird im Deutschen oft durch »z« bzw. »k« ersetzt. Dem englischen Begriff *sarcoma* (bösartiger Tumor von Bindegewebszellen) entspricht das deutsche *Sarkom*. Mit *Sarcom* werden Sie nur wenige Seiten finden, da dieses Wort eine Mischform ist. Darüber hinaus gibt einige weitere Unterschiede; so wird das englische »y« im deutschen meist »ie«. Wenn man hinsichtlich der Schreibweise unsicher ist, sollte man zuerst noch einmal in einem Fachwörterbuch *[S. 101]* nachschauen oder den Arzt fragen. Weitere Beispiele:

Englisch	Deutsch
Cystosarcoma	Zystosarkom
Mastectomy	Mastektomie

»Tote« Links entstehen oft durch Schreibfehler

Manchmal kann es sein, dass die Seite, die Sie über einen Link oder ein Suchergebnis aufgerufen haben, nicht mehr existiert oder der Link auf eine falsche Adresse gezeigt hat. In solchen Fällen kann man versuchen, die richtige Adresse der Seite doch noch ausfindig zu machen. Eine Möglichkeit ist, die entsprechende Homepage aufzurufen und dort die von Ihnen gewünschte Seite auszuwählen. Wenn Sie z.B. einem Link zum Thema Lungenkrebs gefolgt sind, die angewählte Seite aber nicht gefunden wurde, ist es meist möglich, die Adresse der entsprechenden Homepage folgendermaßen zu erkennen. In der Navigationszeile sehen Sie ja die Adresse der nicht gefundenen Seite, z.B. http://www.krebshilfe.de/bronch.htm. Wie auf *S. 30* erläutert, lässt sich hieraus die Adresse der Homepage ableiten: http://www.krebshilfe.de/. Diese Homepage können Sie aufrufen und dort im Index oder Inhaltsverzeichnis die Seiten zum Thema Lungenkrebs anschauen. Natürlich kann es auch sein, dass Internet-Seiten ganz gelöscht werden, jedoch zeigt die Erfahrung, dass meist nur ein Schreibfehler in der Adresse die Ursache ist.

Wenn Sie eine Organisation suchen, von der Sie annehmen, dass Sie über eine eigene Domain (z. B. www.krebshilfe.de) verfügt, sollten Sie die Suchmaschine *MetaGer* benutzen (http://www.metager.de/). Denn *MetaGer* zeigt Ihnen zuerst, welche Domain-Namen existieren, die mit Ihrem Suchwort übereinstimmen. Beim Suchwort »Krebshilfe« wird dann vor dem eigentlichen Suchergebnis die Homepage der Deutschen Krebshilfe e. V. angezeigt, da das Suchwort ja im Domain-Namen vorkommt. Hier kann es auch sinnvoll sein, einfach einmal nach der Krebsart zu suchen. Denn für das Suchwort »Brustkrebs« liefert Ihnen *MetaGer* alle zugehörigen Domain-Namen wie www.brustkrebs.de, www.brustkrebs-lexikon.de etc.

Finden Sie Domain-Namen, die Ihr Suchwort enthalten

Die Groß- und Kleinschreibung ist bei Suchwörtern meist egal. Sie sollten es jedoch vermeiden, alle Buchstaben groß zu schreiben (z. B. »BRUSTKREBS«), da dies bei den meisten Suchmaschinen zu Problemen führen kann.

Setzen Sie auch andere Suchhilfen ein, also nicht nur *Altavista*. Die Ergebnisse können sich in Aktualität und Informationsgehalt durchaus unterscheiden.

Manchmal vergisst man bei interessanten Seiten, ein Lesezeichen zu setzen und findet sie dann nicht mehr wieder. In solchen Fällen können Sie in Ihrem Browser eine Liste einsehen, in der für einige Zeit die Adressen aller besuchten Internet-Seiten aufgelistet werden. Vielleicht können Sie dort anhand des Tages und der Beschreibung die gesuchte Seite wieder finden. Diese Liste heißt beim *Netscape Navigator* »History« (engl. Geschichte) und kann über die Menüleiste *Communicator* ▶ *Extras* ▶ *History* aufgerufen werden. Beim *Internet Explorer* heißt sie »Verlauf« und ist direkt über ein Icon (Symbol) auf der Symbolleiste aufzurufen. Beachten Sie jedoch, dass diese Liste meist nach einiger Zeit automatisch wieder gelöscht wird. Weitere Informationen finden Sie in der Hilfe Ihres Browsers unter »History« bzw. »Verlauf«.

Adressen besuchter Seiten werden einige Zeit gespeichert

Einleitend zu den folgenden Beispielen zur Suche mit Suchmaschinen und Verzeichnissen soll der Suchalgorithmus in *Abb. 4.4* ei-

Abb. 4.4.
Suchschema für Verzeichnisse und Suchmaschinen

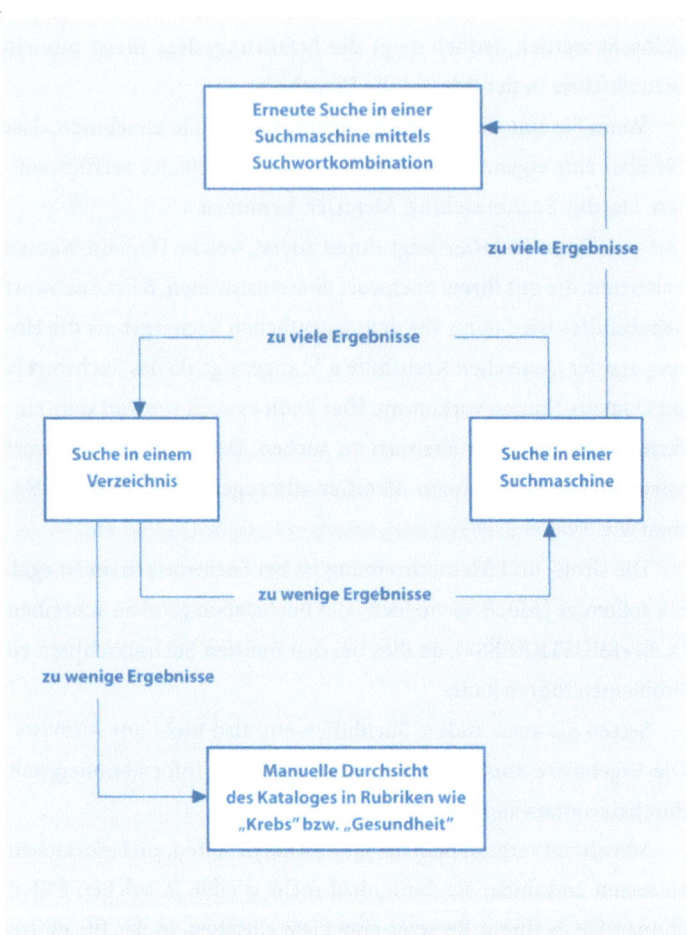

nen kleinen Überblick zum Suchablauf geben. Wie Sie sehen, ist eine Suche keine Sackgasse, die irgendwann zu Ende ist. Vielmehr können Sie zum einen zwischen den Suchmaschinen und Verzeichnissen wechseln und/oder z. B. Ihre Suche mittels Wortkombinationen innerhalb einer Suchmaschine/eines Verzeichnisses verfeinern.

Beispiel: Suche in einem Verzeichnis

Am Anfang werden Sie zunächst einführende Informationen zu einer bestimmten Krebsart wie z. B. Lungenkrebs suchen. Für einen ersten Überblick bietet sich der Blick in Verzeichnisse an, da Sie dort sicherlich die wichtigsten Internet-Adressen für Ihr Thema finden werden. Das »Suchwort« ergibt sich in diesem Fall von selbst, es ist die Krebsart, über die Sie Informationen suchen möchten. Benutzen Sie hier jedoch die umgangssprachlichen Bezeichnungen, statt Bronchialkarzinom also eher Lungenkrebs. In Verzeichnissen ist nur eine Auswahl von Seiten verzeichnet, von der sich (hoffentlich) einige ausführlich mit dem Thema Lungenkrebs beschäftigen. Wenn Sie das Wort Lungenkrebs allerdings in eine Suchmaschine eingeben, dann werden Sie sicher mehrere tausend Ergebnisse erhalten. Das Problem dabei ist, dass bei einem solchen allgemeinen Wort häufig diejenigen Internet-Seiten zuerst aufgelistet werden, die sich mit speziellen Themenbereichen des Lungenkrebs beschäftigen. Die erste gefundene Seite ist vielleicht ein medizinischer Text über das Tumorsupressor-Gen p53 oder das Thema »Asthma und Lungenkrebs«. In diesem Fall müssten Sie einige Dutzend Ergebnisse anschauen, um eine allgemeine Darstellung zum Lungenkrebs zu finden. Sie können jedoch davon ausgehen, in Verzeichnissen die wichtigsten Internet-Adressen in einem Suchvorgang zu finden. Gehen Sie einfach in die entsprechende Rubrik zum Thema Krebs: Diese finden Sie unter der Rubrik »Gesundheit« oder »Medizin«. Danach gibt es in der Regel eine Unterrubrik »Krankheiten« oder »Fachrichtungen«, in die die Rubrik »Krebs« eingeordnet wurde. Hier können Sie dann zum einen zwischen Seiten zu den verschiedenen Krebsarten oder Seiten zu allgemeinen Themen wählen. Das folgende Beispiel zeigt, wann sich Verzeichnisse anbieten.

Grundlegende Informationen finden sich in Verzeichnissen

Frau Hallers Mutter hat Brustkrebs. Wegen der Ungewissheit über die Erfolgschancen der jetzigen Therapie möchte Frau Haller sich über weitere Behandlungsmöglichkeiten informieren und – soweit möglich – sich ein wenig medizinisches Wissen aneignen, um sich mit dem

Fallbeispiel

behandelnden Arzt sinnvoll beraten zu können. Von ihrer Tochter kennt sie die Internet-Suchhilfe Excite http://www.excite.de/, die gleichzeitig eine Suchmaschine und ein Verzeichnis ist. Unter der Rubrik »Gesundheit« findet sie die Kategorie »Krankheiten«, die alphabetisch geordnet die häufigsten Krankheiten auflistet. Hier findet sie die Rubrik »Krebs«, in der wieder alphabetisch geordnet die häufigsten Krebskrankheiten gelistet sind. Unter dem Stichwort Brustkrebs sind dann wiederum ganz speziell nur Links zum Thema Brustkrebs verzeichnet, so auch die Seiten der Behandlungsmanuale des Tumorzentrums München http://www.med.uni-muenchen.de/tzm/empfehlung/. Diese Manuale, primär als Behandlungsempfehlung für Ärzte und Pflegepersonal zusammengestellt, enthalten ausführliche Informationen, die von der Diagnostik über Therapien und Nachsorge bis zu alternativen Krebstherapien reichen. Neben dem Brustkrebsmanual sind auch Manuale z. B. zum malignen Melanom oder zum Zervixkarzinom einsehbar. Die vielen Fachbegriffe, die Frau Haller als medizinischer Laie nicht versteht, schlägt sie im Roche-Lexikon Medizin unter http://www.lifeline.de/roche/ nach. Da es zu aufwendig wäre, jeden einzelnen Begriff nachzuschauen, konzentriert sie sich auf die Wörter, die ihrer Meinung nach Kernbegriffe sind. Sicher ist es für Frau Haller nicht leicht, diese Fülle von Informationen durchzuarbeiten und auch zu verstehen, aber sie kann jetzt z. B. ihren Arzt direkt ansprechen, warum diese oder jene Therapie nicht durchgeführt wird, kann also, so wie es ihr möglich ist, aktiv an der Behandlung mitwirken.

Beispiel: Suche mit Suchmaschinen

Für die Suche nach spezielleren Informationen eignen sich Suchmaschinen

Andererseits sind in Verzeichnissen solche Seiten nicht verzeichnet, die sich mit einem ganz speziellen Thema befassen, sehr aktuell sind oder von Privatpersonen erstellt wurden. Solche Informationen sollten Sie besser mit Hilfe von Suchmaschinen suchen. Denn eine Suchmaschine sucht im ganzen Text einer Internet-Seite nach den von Ihnen eingegebenen Begriffen, während ein Verzeichnis nur in der Kurzbeschreibung und den Stichworten sucht. Wenn Sie also eine seltene Krebsart suchen oder die Informationen näher eingrenzen möchten, indem Sie beispielsweise nach dem *kleinzelligen* Bronchialkarzinom suchen, dann sollten Sie besser kein Verzeichnis benutzen. Sie werden in Verzeichnissen zwar auch Seiten finden, die sich mit dem kleinzelligen Lungenkrebs befassen, diese werden Sie jedoch nur zufällig finden, indem Sie allen Links zum Lungenkrebs folgen und die jeweiligen Websites durchsehen, ob dort auch spezielle Informationen zum kleinzelligen Lungenkrebs zu finden sind. Wenn Sie sich mit dem Thema Lungenkrebs schon beschäftigt haben, werden Sie diese Adressen bereits kennen. Es ist dann in jedem Fall effizienter, mit Suchmaschinen genau das zu suchen, was Sie wissen möchten. Das folgende Beispiel der Familie Thorn verdeutlich dies.

Die Thorns sind ein junges Ehepaar aus Heidelberg und haben eine 4-jährige Tochter namens Laura. Vor 4 Wochen haben die Thorns erfahren, dass Laura Leukämie hat. Seitdem ist die Kleine im Krankenhaus, wo sie sehr gut umsorgt wird. Das Ehepaar Thorn hat sich von Anfang bemüht, soviel Informationen wie möglich über die Krankheit und die Therapie zusammenzutragen. Hier sind sie v. a. im Internet fündig geworden und konnten Laura dann auch erklären, was es mit ihrer Krankheit auf sich hat. Laura hat das alles auch verstanden und versprochen, ganz tapfer zu sein. Doch hat sie sich im Laufe der Therapie sehr stark verändert. Zum eine ist sie sehr erwachsen geworden, dann gibt es Tage, an denen sie nur weint oder von ihren Eltern ganz in Ruhe gelassen werden möchte. Die Thorns wollen ihre Tochter so gut wie möglich unterstützen und für sie da sein, aber sie wollen Laura auch nicht bedrängen: Sie möchten einfach nichts falsch machen. Daher haben sie versucht, Erfahrungsberichte von Eltern krebskranker Kinder im Internet zu finden, aus denen sie lernen können, Laura besser zu verstehen und zu erkennen, dass sie als Eltern doch nicht so viel falsch machen, wie sie glauben. Mittels der Meta-Suchmaschine *MetaGer* http://www.metager.de/ beginnen sie mit den Wörtern »Leukämie« und »Kind« die Suche. Hier erhalten sie viel zu viele Ergebnisse, die sich meist mit der Krebserkrankung speziell beschäftigen. Daher verfeinern die Thorns ihre Suche, indem sie zum einen weitere Suchmaschinen durch Anklicken auf der MetaGer-Hauptseite in die Suche miteinbeziehen und

Fallbeispiel

das Suchwort »Kinderkrankenhaus« zusätzlich eingeben, da sie bei ihrer Recherche im Internet oft auf dieses Wort in Bezug auf krebskranke Kinder gestoßen sind. Wiederum finden die Beiden bereits bekannte, aber auch schon wesentlich weniger Links. Da immer noch nichts Passendes zu finden ist, beschließen sie zusätzlich, das Suchwort »Heidelberg« einzugeben, da die Thorns aus Heidelberg kommen und Laura hier auch hospitalisiert ist. Es wäre so möglich, vielleicht ein regionales Angebot für Eltern mit krebskranken Kindern zu finden. Mit dieser Kombination »Leukämie«, »Kind«, Kinderkrankenhaus« und »Heidelberg« sind sie letztendlich auf die Seite http://www.onko-kids.de/ gestoßen. Ein Projekt der Kinderklinik Heidelberg, das die Kontaktaufnahme und den Austausch zwischen betroffenen Eltern und krebskranken Kindern via Internet fördert und auf diese Weise dazu beitragen möchte, dass die kleinen Patienten nicht von der Außenwelt abgeschottet werden.

So können Sie sich vor unseriösen Internet-Seiten schützen

An verschiedenen Stellen wurde schon darauf hingewiesen, dass es auch (oder vielleicht gerade?) im Internet unseriöse Geschäftemacher gibt. Einen generellen Schutz gibt es freilich nicht. Einen höchstmöglichen Schutz erreicht man grundsätzlich nur durch ein gesundes Maß an Misstrauen, das man auch im »echten« Leben gut gebrauchen kann.

Seien Sie misstrauisch

Grundsätzlich darf man sich von seriös klingenden Domain-Namen nicht täuschen lassen. Wie dargestellt wurde, können diese Namen (fast) völlig frei gewählt werden, alle bestehenden Beschränkungen können durch unbedeutende Variationen umgangen werden. Sicherlich wäre es schwierig, den Namen einer existierenden Organisation wie z. B. der »Deutschen Krebshilfe« (echt: http://www.krebshilfe.de/) registrieren zu lassen. Man kann aber z. B. den Namen http://www.krebshilfe-deutschland.de/ registrieren lassen, den jeder Internet-Nutzer mit der Deutschen Krebshilfe verbinden würde. Natürlich sind nur wenige Angebote wirklich unseriös. Darüber hinaus haben natürlich auch die seriösen Betreiber den Anreiz, einen wohlklingenden Namen zu benutzen. Ein Domain-Name sollte daher als eine Art Inhaltsangabe aufgefasst werden und zeigt eigentlich nur, dass der Betreiber die geringe Gebühr für die Registrierung des Namens aufgebracht hat.

Eine wirkungsvolle Vorsichtsmaßnahme, die man ergreifen kann, um sich zu schützen ist, sich bei den beiden Online-Datenbanken RIPE und DENIC über den Betreiber einer Domain zu erkundigen. Die Informationen dieser Datenbanken sagen zwar primär nichts über die Seriosität einer Website aus, da nur der Name und die Anschrift des Betreibers sowie sein Provider genannt werden. Jedoch kann man dadurch die vordergründige Anonymität eines Domain-Betreibers durchbrechen. Es gibt ja einige, die entweder auf ihren Seiten keinen Namen nennen bzw. einen falschen. Dies lässt sich durch eine Abfrage der geeigneten Datenbank einfach nachweisen. Man kann zumindest den Namen einer Person erfahren, die man im ungünstigsten Falle rechtlich belangen kann. Ebenso kann man relativ einfach nachweisen, ob eine Domain, deren Name sehr an eine bekannte Organisation bzw. Person erinnert, wirklich von dieser Organisation bzw. Person betrieben wird. Möchte man z. B. überprüfen, ob die Domain http://www.krebshilfe.de/ wirklich von der Deutschen Krebshilfe betrieben wird, so könnte man bei den beiden Datenbanken anfragen. Die Domain-Datenbank von DENIC finden Sie unter http://www.denic.de/, indem Sie auf der Homepage den Link »Whois« (wörtlich: »Wer ist's«) anklicken (DENIC ist zuständig für die Registrierung der deutschen Domains, also für alle, die mit ».de« enden). Gibt man nun »krebshilfe.de« in das Formularfeld »Domain-Name« ein und klickt auf »Suchen«, so erhält man die in der *Abb. 4.5* ersichtlichen Informationen über den Betreiber der Domain http://www.krebshilfe.de/. Wichtig ist hierbei, dass man in dieser Datenbank zu jeder deutschen Domain (mit ».de« als Länderkürzel) auf jeden Fall den jeweiligen Domaininhaber ermitteln kann.

Man kann also ziemlich sicher sein, dass es sich hierbei um die Website der Deutschen Krebshilfe handelt, da sie bei DENIC als Betreiber angegeben wird. Im Feld »Personendaten« kann man weitere Informationen über die technischen sowie inhaltlichen An-

Lassen Sie sich nicht von Domain-Namen täuschen

Abb. 4.5.
Informationen über den Betreiber einer deutschen Domain in der Datenbank von DENIC

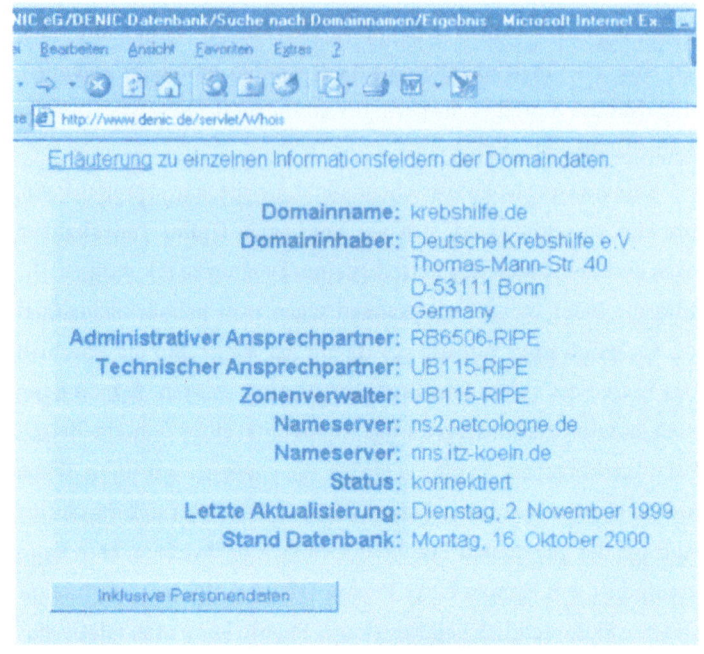

sprechpartner erhalten. Falls hier ein Hans Müller als *Domain-Inhaber* genannt wäre, so könnte man dagegen davon ausgehen, dass es sich hier nicht um eine offizielle Seite der Deutschen Krebshilfe e. V. handelt, sondern um eine Seite einer Privatperson.

Überprüfen Sie bei DENIC den Betreiber einer Domain

Die Datenbank von RIPE ist ähnlich wie die von DENIC; sie bezieht sich jedoch auf ganz Europa, so dass man hier auch beispielsweise Domains aus Österreich (Endung: ».at«) und der Schweiz (Endung: ».ch«) nachschauen kann. Man findet sie unter http://www.ripe.net/; auch hier müssen Sie nun wieder zur Whois-Datenbank wechseln. Internet-Adressen aus dem asiatisch-pazifischen Raum können Sie bei APNIC unter http://www.apnic.net/ nachschauen, amerikanische bei ARIN unter http://www.arin.net/.

Beachten Sie, dass auch ein eingetragener Verein (»e.V.«) nicht unbedingt dem Wohle der Allgemeinheit dienen muss. Die rechtlichen Bedingungen zur Gründung eines solchen Vereins sind äußerst gering und nur formaler Natur. Daher sollten Sie sich genau erkundigen, bevor Sie einem Verein für Broschüren, Beratungen, Seminare, alternative Heilmittel etc. Zahlungen leisten. Solche Leistungen müssen nicht unbedingt auf *Ihren* Vorteil abgestellt sein. Natürlich ist es gerechtfertigt und notwendig, dass irgend jemand für die Leistungen von Vereinen aufkommt. Man sollte hier aber genau so kritisch sein wie bei kommerziellen Unternehmen. Ein gutes Indiz für die anerkannte Wohltätigkeit eines Vereines ist die Tatsache, dass er vom Finanzamt als »gemeinnützig« anerkannt wurde und Spendenbescheinigungen ausstellen darf. Denn das Finanzamt prüft hier zumindest oberflächlich, ob der Verein wirklich zum gemeinen Wohle agiert und nicht nur für einen ausgewählten Personenkreis. Bei den großen Organisationen (Deutsche Krebshilfe, Krebsinformationsdienst) können Sie evtl. Informationen über einen Verein erfragen.

Kaufen Sie weder Wundermittel noch Arzneimittel im Internet! Der Gesetzgeber hat nicht ohne Grund festgesetzt, dass Arzneimittel nur in Apotheken verkauft werden dürfen. Nur Arzt und Apotheker können Anwendungsgebiete, Nebenwirkungen und Wechselwirkungen mit anderen Mittel richtig einschätzen. Lassen Sie sich nicht von vollmundigen Versprechungen locken. Hochwirksame Präparate, die den Krebs heilen, gibt es auf jeden Fall nicht im Internet. Wenn Sie bestimmte Medikamente wegen Ihrer Nebenwirkungen ablehnen, sollten Sie mit Ihrem Arzt gemeinsam eine Ihren Vorstellungen entsprechende Behandlung festlegen. Mit der eigenmächtigen Einnahme von Arzneimitteln riskieren Sie Ihre Gesundheit, ohne jemals Aussichten auf einen Behandlungserfolg zu haben. Informationen über alternative Methoden können sie evtl. beim Krebsinformationsdienst unter http://www.krebsinformation.de/ erfragen. Wenn Sie sich weitergehend über die Seriosität medizinischer Internet-Seiten informieren wollen, finden Sie Hinweise bei der »Health on the Net Foundation« (Stiftung für Gesundheit im Internet) unter http://www.hon.ch/. Diese schweizerische Organisation hat ein Regelwerk zu Gesundheitsinformationen im Internet entwickelt, dem sich viele Seitenbetreiber (u.a. auch der Krebs-Kompass) freiwillig unterwerfen. Weitere Informationen erhalten Sie auch beim *Aktionsforum Gesundheitsinformationssystem für Deutschland* unter http://www.afgis.de/ bzw. bei MedCERTAIN unter http://www.medcertain.org/.

Erwerben Sie keine Medikamente über das Internet

Kommunikation und Information über e-Mail

Nehmen Sie sich immer Zeit, ihre Anfragen zu formulieren

Die Kommunikation über e-Mails unterscheidet sich grundlegend von der reinen Lektüre von Internet-Seiten. Das Schreiben und Empfangen von e-Mails ist mehr Dialog als eine passive Information. Denn wenn Sie mit anderen Betroffenen oder Beratungsstellen über e-Mail Kontakt aufnehmen, müssen Sie zunächst einmal ausführlich schildern, was Sie wissen möchten. Sie können Rückfragen stellen, wenn Sie die Antwort des Gesprächspartners nicht verstehen oder wenn sich weitere Fragen ergeben haben. Die Adressen der Gesprächspartner können Sie jedoch nicht wie etwa bei einem Telefonbuch gezielt suchen, sondern Sie finden solche e-Mail-Adressen in der Regel auf Internet-Seiten. Die meisten Autoren geben Ihre Kontaktadresse nämlich (unten) auf ihren Seiten an. Wenn Sie einen Ansprechpartner für eine bestimmte Frage suchen, ist es daher ratsam, zunächst Internet-Seiten zu suchen, die sich mit dem betreffenden Thema befassen. Vielleicht haben Sie Glück und finden auf einer solchen Internet-Seite eine e-Mail-Adresse. Dann können Sie denjenigen direkt anschreiben.

Es ist nicht einfach, dieses neuartige Kommunikationsmedium von Anfang an richtig zu nutzen. Gerade beim Verfassen von e-Mails werden viele Fehler gemacht. Folgende Punkte sind zu beachten:
- Seien Sie stets freundlich. Bedenken Sie, dass die meisten Gesprächspartner Ihre Informationen freiwillig preisgeben. Dazu gehört unbedingt, dass Sie die Person mit ihrem Namen anschreiben und sich selbst kurz mit Namen vorstellen.
Diesen können Sie meist schon der e-Mail-Adresse entnehmen. Wenn Sie den Namen des Empfängers kennen, können Sie Ihre Nachricht mit »Sehr geehrter Herr...« bzw. »Sehr geehrte Frau...« beginnen. Weniger formelle Anreden sind: »Hallo Herr...«, »Guten Tag Frau...« oder »Liebe Frau...«. Wenn Sie den Namen des Empfängers nicht kennen, können Sie die jeweilige unpersönliche Form verwenden: »Sehr geehrte Damen und Herren«, »Guten Tag!« bzw. »Hallo!«.
- Beschreiben Sie kurz, woher Sie die e-Mail-Adresse Ihres

(potenziellen) Gesprächspartners erhalten haben. Wer hat Ihnen diese Adresse genannt oder auf welcher Internet-Seite haben Sie sie gefunden?
- Geben Sie die notwendigen Hintergrundinformationen an, also unbedingt die Krebsart, die Dauer und die Schwere der Erkrankung. Falls Sie sehr jung oder sehr alt sind, nennen Sie auch Ihr Alter. Bei allgemeinen Mitteilungen wie z.B. Erfahrungsaustausch über den Umgang mit der Erkrankung oder finanziellen Hilfen genügen diese Angaben. Wenn Sie mit anderen Patienten über eine bestimmte Krebsart schreiben, sollten Sie schon präziser sein. Bei medizinischen Fragen können Sie Ihr Behandlungstagebuch sinnvoll zusammenfassen oder als Anlage (engl. Attachment) mitsenden. Bevor Sie Ihre gesamte Krankenakte durch das Internet schicken, sollten Sie sich aber hinsichtlich der Seriosität des Empfängers versichern.
- Sagen Sie auch präzise, was Sie von Ihrem Gesprächspartner erwarten, beispielsweise allgemeine Informationen, Erfahrungsaustausch, bestimmte Adressen oder Informationen zu Diagnose, Behandlung.
- Bedenken Sie, dass Sie nicht einfach Rückfragen stellen können. Nehmen Sie Unklarheiten vorweg; sagen Sie, was Sie bereits wissen oder was Sie nicht wissen möchten. Dadurch vermeiden Sie Ihrem Gegenüber unnötige Arbeit. In der Regel werden Sie vielleicht ein- bis 2-mal mit Ihrem Gesprächspartner kommunizieren.
- Halten Sie sich bei aller Präzision kurz. Ihre erste e-Mail sollte nicht länger sein als eine Bildschirmseite. Verlangen Sie nicht zu viele Informationen, beschränken Sie sich auf die dringendsten Fragen.
- Wenn Ihnen jemand wirklich ausführlich geantwortet hat, sollten Sie sich mit einer kurzen Rückantwort bedanken. Beschreiben Sie auch kurz, wie hilfreich die erhaltenen Informationen waren. Hat derjenige genau verstanden, was Sie wollten? Vielleicht wird er Ihnen nochmals antworten und dann genauere Informationen geben können. Bei hauptamtlichen Mitarbeitern von Organisa-

tionen oder öffentlichen Stellen (Krebsinformationsdienste) sollten Sie auf jeden Fall zurückschreiben, ob Ihnen die Antwort geholfen hat.

Im Folgenden möchten wir Ihnen einige beispielhafte e-Mails zu bestimmten Themen und Fragen vorstellen. Diese können als Anhaltspunkte für Ihre persönlichen e-Mails dienen:

Beispiel 1 Sie schreiben an eine Privatperson mit einer eigenen Internet-Seite zum Thema Lungenkrebs:
»Guten Tag! Ich habe gerade nach Informationen zum kleinzelligen Lungenkarzinom gesucht und dabei Ihre Seite http://www.domain.de/~mueller/lungenkrebs.htm gefunden. Ich bin auf der Suche nach Informationen, weil mein Vater diese Krankheit hat. Er bekam 5 Chemotherapiezyklen und Bestrahlung. Die Ärzte machen ihm aber keine Hoffnung mehr. Kennen Sie evtl. neuere Forschungsansätze oder Medikamente, die ihm helfen könnten? Ich wäre Ihnen für jeden Hinweis dankbar. Mit freundlichen Grüßen, Harald Maus«.

Beispiel 2 Ihr Arzt hat Ihnen eine Diagnose gestellt, die Sie überhaupt nicht verstanden haben. Sie schreiben nun an einen öffentlichen Krebsinformationsdienst, weil Sie mehr über Ihre Krankheit herausfinden wollen:
»Sehr geehrte Damen und Herren, bei einer Bronchoskopie stellte mein Arzt eine chronische Sarkoidose fest. Bis auf eine vierteljährliche CT [Computertomographie] zur Überprüfung hat er keine weiteren Behandlung erwähnt. Was wissen Sie über dieses Karzinom und wohin metastasiert es? Handelt es sich hierbei überhaupt um Krebs?
Vielen Dank für Ihre Mühe. Elfriede Rustler (55)«.

Beispiel 3 Sie haben eine hilfreiche Antwort erhalten und möchten sich bedanken:
»Sehr geehrter Herr Oehlrich, vielen Dank für Ihre prompte Antwort. Ihre Informationen werden mir bestimmt weiterhelfen. Wenn ich dann noch Fragen habe, würde ich mich gerne erneut an Sie wenden. Alles Gute für Ihre weitere Arbeit und mit freundlichen Grüßen,
Hans Müller«.

Mailinglisten

Während e-Mail normalerweise nur auf die Kommunikation zwischen jeweils 2 Personen ausgelegt ist, ermöglichen Mailinglisten auch die Kommunikation in einer größeren Gruppe. Das Prinzip ist ganz einfach: Man meldet sich bei einer Mailingliste zu einem bestimmten Thema (z. B. Lungenkrebs) an und wird dadurch in einer zentralen Verteilerliste eingetragen. Alle Nachrichten, die an diesen Verteiler geschickt werden, werden automatisch an alle Abonnenten weitergeleitet. Jeder Teilnehmer kann nun auf diese Weise mit seinen Fragen, Mitteilungen und Kommentaren eine Vielzahl von Betroffenen erreichen. Eventuell befindet sich unter ihnen jemand, der ihm durch eine Antwort weiterhelfen kann. Das Interessante an Mailinglisten ist, dass die Kommunikation in der Regel offen, d. h. über den Verteiler verläuft. Die ausgetauschten Nachrichten können somit von jedem Teilnehmer der Liste gelesen werden; die Informationen kommen also grundsätzlich allen Teilnehmern zugute. Wie auch im richtigen Leben kann man auf diese Weise anderen einfach zuhören und sich ggf. mit eigenen Nachrichten einschalten. Mailinglisten funktionieren aber nur, wenn sich genügend aktive Teilnehmer beteiligen. Denn wenn jeder nur darauf wartet, dass sich die anderen unterhalten, wird kein vernünftiges »Gespräch« zustande kommen. Daher sollten Sie sich an Mailinglisten aktiv beteiligen. Natürlich können Sie auch nur zuhören, wenn Sie das Gefühl haben, im Moment sich nicht beteiligen zu wollen. Gerade in der Anfangszeit ist es praktisch, ein paar Tage abzuwarten, um ein Gespür dafür zu bekommen, wie man in dieser Gruppe kommuniziert. Falls Sie aber das Gefühl haben, dass Sie sich »positiv« einbringen können, tun sie es! Denn nur so ist gewährleistet, dass die Gruppe interessant bleibt. Neben den selbstverständlichen Verhaltensregeln, Mailinglisten nicht für Werbung, Beleidigung etc. zu missbrauchen, gibt es wenige allgemeingültige Regeln. Wie man sich gegenseitig anspricht (formell oder weniger formell), welche Themen man bespricht (nur krankheitsbezogen oder auch »Smalltalk«), entwickelt sich grundsätzlich in jeder Gruppe anders und muss auch im Zeitablauf nicht fest bleiben. Daher bleibt hier als einziger Rat, die Gepflogenheiten der Gruppe zu berücksichtigen.

<small>Sie können auch private e-Mails an einzelne Teilnehmer der Liste verschicken</small>

Anmeldung, Abmeldung und Weiterleitung der Nachrichten geschieht ganz automatisch durch einen Rechner. Daher muss man immer bestimmte Schreibregeln einhalten, damit dieser Rechner Ihren »Wunsch« auch versteht. Zur Anmeldung müssen Sie in den meisten Fällen eine e-Mail mit dem Begriff »subscribe« (engl. abonnieren) im Text oder der Betreffzeile an diesen Rechner senden. Der Rechner erkennt automatisch Ihre e-Mail-Adresse und trägt diese in seine Verteilerliste ein. Daher sollten Sie zuvor unbedingt sicherstellen, dass Sie auch die »richtigen« e-Mail-Adresse verwenden. Danach erhalten Sie eine automatische Bestätigung, die evtl. weitere technische oder inhaltliche Hinweise beinhaltet. Ab jetzt können Sie Ihre Nachrichten als e-Mail an den Verteiler schicken, der Ihnen ebenfalls die Nachrichten aller anderen Teilnehmer übermittelt. Sie brauchen aber nicht zu befürchten, dass man nun *auch Ihre privaten* e-Mails lesen kann. Denn nur die e-Mails, die Sie an den Verteiler senden, werden an alle weitergeleitet. Daher können Sie einzelnen Teilnehmern der Liste immer noch private Mitteilungen schicken. Sie müssen dann nur deren eigene Adresse verwenden und nicht mehr die des zentralen Verteilers. Wenn Sie eine Mailingliste wieder verlassen wollen, müssen Sie meist einen bestimmten Text (z.B. »unsubscribe« – engl. Abonnement beenden) an den zentralen Rechner schicken, der Sie automatisch von der Verteilerliste löscht. Nun können Sie ihrerseits jedoch nicht mehr diesen Verteiler benutzen, da in der Regel nur eingetragene Teilnehmer zugelassen sind. Den genauen Ablauf können Sie den Hinweisen der Betreiber entnehmen. Meist gibt es auch verschiedene e-Mail-Adressen für Anmeldung, Nachrichten und Abmeldung.

<small>Legen Sie sich einen gesonderten Ordner an</small>

Gerade in größeren Listen gibt es einen regen Austausch unter den Teilnehmern, so dass man mit 20 e-Mails täglich rechnen kann. Daher ist es praktisch, sich vorher zu überlegen, wie man diese Nachrichtenflut bewältigen will. In vielen e-Mail-Programmen kann man sog. Ordner und Filter einrichten. Ein Ordner ist eine Unterteilung des e-Mail-Postfachs, so dass man eingehende Nachrichten in unterschiedliche »Fächer« legen kann. Ein Filter ist eine Sortiervorschrift, die Sie Ihrem e-Mail-Programm aufgeben können. Für die Mailingliste sollten Sie diese Funktionen nutzen und einen neuen Ordner nur für die Mitteilungen der Liste einrichten. Zusätzlich sollten Sie einen »Filter« (auch »Regel« genannt) installieren, der alle weitergeleiteten e-Mails der Liste an der Absenderadresse (das ist die e-Mail-Adresse des automatischen Verteilers) erkennt und in diesen Ordner verschiebt. So haben Sie eine perfekte Trennung zwischen den Nachrichten der Liste und Ihren anderen e-Mails und können vermeiden, dass Sie bei vielen e-Mails von Teilnehmern der Mailingliste Ihre anderen e-Mails übersehen.

(Diskussions-)Foren

Mit einem Diskussionsforums können Sie Ihre Fragen an eine virtuelle Pinnwand pinnen

Foren bilden eine weitere Möglichkeit, sich im Internet mit anderen Menschen auszutauschen. Im Gegensatz zu e-Mails ist ein Forum aber weniger direkt und langfristig angelegt. Es funktioniert eher wie ein schwarzes Brett, auf dem Botschaften und Nachrichten hinterlassen (»gepostet«) und von anderen Teilnehmern (egal wann) gelesen und beantwortet werden können. Und so funktioniert es: Man kann sich beim Forum unter einem Namen (auch Spitznamen sind möglich) oder unter dem allgemeinen Namen »GAST« anmelden und die Beiträge einsehen. In einer Liste stehen Fragen oder Kommentare, die von anderen Teilnehmern zu einem bestimmten Thema geäußert wurden sowie die Antworten darauf. Dabei wird in dieser Liste nur eine Kurzfassung der Mitteilung angezeigt. Den vollständigen Text erfährt man, wenn man auf diese Kurzfassung klickt. Wenn Sie sich eine Mitteilung anzeigen lassen, können Sie direkt die jeweiligen Fragen beantworten. Ein Forum gründet auf der Idee des Gebens und Nehmens. Daher sollten Sie unbedingt die Zeit nehmen, Fragen anderer zu beantworten, wenn Sie können.

Sie glauben eine Antwort zu wissen – dann antworten Sie!

Erwarten Sie keine umgehende Beantwortung ihrer Fragen

Wenn Sie selbst eine Frage haben, schauen Sie am besten zuerst nach, ob diese schon von jemand anderem gestellt wurde. Dann ist Ihre Frage vielleicht schon beantwortet oder Sie können die beteiligten Personen per e-Mail kontaktieren, falls diese ihre e-Mail Adresse angegeben haben. Daher sollten Sie auch Ihre e-Mail Adresse angeben, damit man Sie direkt erreichen kann. Der Vorteil eines Forums ist, dass man nicht die ganze Zeit anwesend sein muss, um Antworten zu bekommen. Nachdem Sie Ihre Frage gestellt haben, können Sie ruhig ein paar Tage oder sogar Wochen verstreichen lassen und dann nachschauen, ob schon jemand Ihren Beitrag erwidert hat. Wenn Sie Ihre e-Mail-Adresse angegeben haben, kann es auch sein, dass Ihnen jemand direkt schreibt. Denken Sie daran, dass Foren größtenteils von Patienten und Angehörigen genutzt werden. Daher können Sie am ehesten auf Antworten hoffen, wenn andere Betroffene Ihre Fragen aus ihren eigenen Erfahrungen heraus beantworten können. Sie können in einem Forum z.B. folgende Fragen stellen:

- Wie hat sich das Medikament X oder die Behandlung Y bei anderen Patienten ausgewirkt (Heilung, Nebenwirkung)?
- Gibt es für die Krebsart X eine neue Behandlungsmethode oder ein neues Medikament?
- Welche ergänzende Heilverfahren gibt es? Womit kann ich die Nebenwirkung meiner Behandlung lindern?
- Wie gehen andere Betroffene mit der Krankheit, Schmerzen, Nebenwirkungen, Trauer um?

Ein Forum zum Thema Krebs finden Sie z.B. unter http://www.krebs-kompass.de/ oder unter http://www.medizin-forum.de/. Weitere Foren existieren bei den Internet-Präsenzen einiger Organisationen oder bei manchen privaten Seiten (hier oft Gästebuch genannt).

Je präziser Sie ihre Frage formulieren, desto genauer wird man Ihnen antworten

Beachten Sie bei Ihrer Mitteilung auch die Tipps im vorherigen Abschnitt. Seien Sie so präzise wie nötig und versuchen Sie, Unklarheiten von vornherein auszuschließen. Anders als bei e-Mails gibt es in Foren kaum eine Chance, auf eine ungenaue oder missverständliche Nachricht Antworten zu erhalten, da Rückfragen meist wieder über das Forum gestellt werden müssten. Am besten schauen Sie sich einfach ein Forum mit den eingetragenen Mitteilungen an. Dann wird es Ihnen sicherlich leichter fallen, Ihre eigenen Fragen zu stellen und die »richtige« Formulierung zu finden.

Die Suche von Büchern und Broschüren mit Hilfe des Internet

Eine seltener genutzte Informationsmöglichkeit ist die Suche nach gedruckter Literatur (also nach Büchern oder Broschüren) mit Hilfe des Internet. Bei Büchern zum Thema Krebs besteht zwar meist das Problem, dass sie entweder zu wissenschaftlich sind und medizinische Kenntnisse voraussetzen, oder aber so allgemein gehalten sind, dass für den Patienten kein Erkenntnisgewinn zu erzielen ist. Trotzdem sollte man auch diese Möglichkeit unbedingt nutzen, wenn man sich informieren möchte. Schließlich sind gedruckte Texte meist ausführlicher als Internet-Texte und das »traditionelle« Lesen eines Buches verleitet nicht wie das Internet dazu, möglichst viel möglichst schnell zu anzuschauen, ohne es *richtig* zu lesen. Darüber hinaus verhindert die Literatursuche im Internet, dass man viel Zeit aufbringen muss, um in zahlreichen Bibliotheken nach dem gewünschten Buch zu suchen. Die folgenden Darstellungen sind nach dem notwendigen Grad an Vorkenntnissen sortiert, wobei die Suche nach einfacher Literatur zuerst erläutert wird.

Viele Organisationen und Institutionen bieten Broschüren an, die speziell auf die Interessen und Bedürfnisse von Krebspatienten zugeschnitten sind (z.B. Leben mit Krebs oder Informationen für Angehörige). In vielen Fällen werden hier auch ganz aktuelle Themen behandelt. Die meisten dieser Broschüren kann man per e-Mail kostenlos über die Homepage der jeweiligen Organisation bestellen. Diesen Service bieten natürlich überwiegend die größeren Organisationen an; sie sind daher in *Kap. VI* mit ihren Internet-Adressen aufgelistet. Die Deutsche Krebshilfe http://www.krebshilfe.de/ bietet ihre gedruckten Broschüren auch im Volltext im Internet an, so dass man sich entscheiden kann, welches »Medium« man vorzieht. So kann man die gewünschte Broschüre auch online lesen und sofort

Die meisten Patientenbroschüren gibt es kostenlos

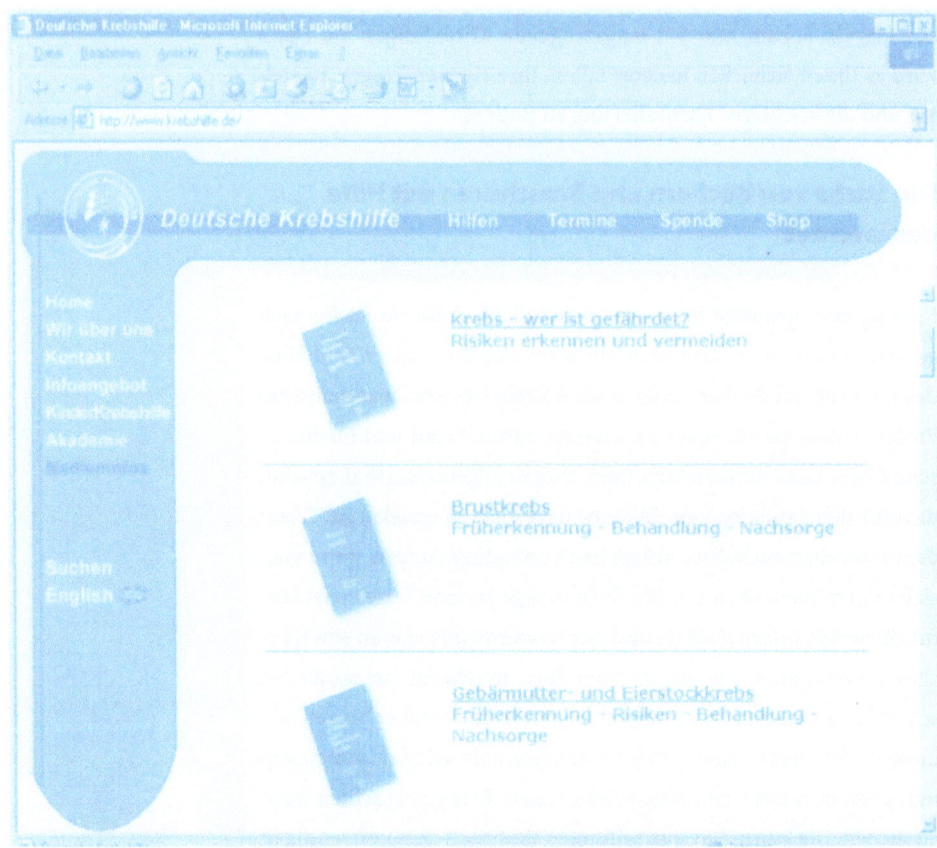

Abb. 4.6.
Online-Broschüren der Deutschen Krebshilfe

Informative Literatur findet sich meist schon in der örtlichen Bibliothek

ausdrucken *(Abb. 4.6)*. Beim Krebsinformationsdienst http://www.krebsinformation.de/ findet man darüber hinaus ein sehr umfangreiches »Broschürenverzeichnis«, das auch Broschüren anderer Herausgeber auflistet.

Allgemeinverständliche Bücher zum Thema Krebs findet man insbesondere bei den Stadtbibliotheken (bzw. Stadtbüchereien). Welche Stadtbibliotheken es in Ihrer Nähe gibt, erfahren Sie im Verzeichnis »Deutsche Bibliotheken und Bibliotheksverbünde online« unter http://www.hbz-nrw.de/. Dort können Sie zunächst den Anfangsbuchstaben des Ortes anklicken und erhalten dann Links zu den vorhandenen Homepages der Bibliotheken in diesem Ort angezeigt. Selbst bei kleineren Städten werden dort zumindest die Adresse und die Telefonnummer der Bibliotheksauskunft angegeben sein, an die Sie sich mit Ihren Fragen wenden können. In den Bibliotheken der Großstädte kann man bereits über die Homepage der jeweiligen Stadtbibliothek in deren Datenbank nach bestimmten Büchern suchen; in kleineren Städten ist dies meist nur in der Bibliothek selbst möglich. (In Kreis- oder Gemeindebibliotheken werden dagegen eher selten Bücher zum Thema Krebs zu finden sein). Eine solche Datenbank der vorhandenen Bücher einer Bibliothek wird OPAC oder (elektronischer) Katalog genannt. Dort kann man sich die vorhandenen Bücher nach bestimmten Kriterien anzeigen lassen. Sie können z.B. ein Wort eingeben, das im Titel des Buches vorkommen soll (sog. Titelstichwort). Alle Bücher eines Autors erhalten Sie durch die Eingabe eines Namens in das Feld »Autor/Verfasser«. Eine weitere Suchmöglichkeit, die bei allen Katalogen besteht, ist das »Schlagwort«. Beim Kauf eines Buches (und seine Aufnahme in den Katalog) vergibt die Bibliothek meist bis zu 5 Schlagworte, mit denen der Inhalt des Buches charakterisiert werden soll (z.B. Krebs – Lungenkrebs – Erfahrungsbericht). Um Informationen über die Krankheit Krebs zu finden, eignen sich das Schlagwort »Krebs« und die umgangssprachlichen Bezeichnungen einzelner, häufiger Krebsarten. Suchen Sie also lieber nach dem Wort »Lungenkrebs« als nach »Bronchialkarzinom«. Die Suche nach einem Schlagwort eignet sich v. a. deshalb, weil die Wörter hier in der Ausgangsform genannt sind. Dagegen sind Wörter im Titel oftmals in der Mehrzahl oder einer anderen »Form«, so dass man mit einer Suche nach dem *Titelstichwort* »Leukämie« einen Titel, in dem das Wort »leukämiekrank« auftaucht, nicht finden würde. In diesem Fall würde man aber mit einer Suche nach dem *Schlagwort* »Leukämie« dieses Buch ganz bestimmt finden. Andererseits müsste man aber ein Bibliothekar sein, um die verwendeten Schlagworte erraten zu können. Da hier jede Bibliothek ihre Eigenarten hat, bleibt der beste Weg, zuerst nach einem Titelstichwort zu suchen und danach erst eine Suche nach einem Schlagwort durchzuführen. Wenn Sie mit der Stichwortsuche ein Buch gefunden haben, das Ihnen gefällt, können Sie mit den dort angegebenen *Schlagworten* nach ähnlichen Büchern suchen. Denn dann wissen Sie ja, welche Schlagworte diese Bibliothek vergibt (diese sind ja auf dem

Suchergebnis angegeben). Bei den Internet-Katalogen einiger Bibliotheken sind die Schlagworte als Links markiert. Wenn Sie also schon ein interessantes Buch gefunden haben, brauchen Sie nur noch auf ein solches Schlagwort zu klicken, um eine Suche nach Büchern mit dem gleichen Schlagwort zu starten. Eine weitere Möglichkeit, Bücher zu finden, ist die sog. Trunkierung: Diese können Sie einsetzen, wenn Sie ein Suchwort kennen, das mehrere Variationen am Wortende aufweist. Eine Trunkierung ist eine Suche nach einem Wortstamm, wobei ab einer bestimmten Stelle alle weiteren Buchstaben bei der Suche nicht berücksichtigt werden. Bei den meisten elektronischen Katalogen wird dazu das Fragezeichen »?« oder der Stern »*« verwendet (welches Zeichen genau, erfahren Sie in der Hilfe des Kataloges). Mit der Eingabe »Lungenk?« finden Sie Titel, die Wörter wie »Lungenkrebs«, »Lungenkarzinom« sowie natürlich alle weiteren Wörter, die mit »Lungenk« beginnen, beinhalten. Sie müssen dies jedoch nicht alles wissen. Wenden Sie sich mit Ihren Fragen am besten an die Auskunft der Bibliothek oder Bücherei, dort wird man Ihnen helfen, ein passendes Buch zu finden. Darüber hinaus müssen Sie sich jedoch nicht unbedingt mit den Büchern begnügen, die die Bibliothek bereits besitzt: Bei den meisten Bibliotheken können Sie auch Vorschläge zu Neuanschaffungen (sog. Anschaffungsvorschläge) machen.

Suchen sie Bücher deutschlandweit

Wer sich über eine bestimmte Krebsart oder deren Therapie eingehender informieren will und die notwendigen Vorkenntnisse besitzt, dem möchten wir die Literatursuche im *Karlsruher Virtuellen Katalog* (KVK) empfehlen. Der Karlsruher Virtuelle Katalog ist ein zentraler Katalog, der die Buchbestände der wichtigsten deutschsprachigen Landes- und Universitätsbibliotheken vereint. Daher wird man hier tendenziell eher wissenschaftliche Betrachtungen finden. Auf jeden Fall findet man fast alles, was es an Büchern zu einem bestimmten Thema gibt. Die Suchmaske des KVK erreicht man unter http://kvk.uni-karlsruhe.de/. Auf der nun folgenden Seite hat man die Möglichkeit, verschiedene Suchbegriffe (Titel, Autor, Schlagwort etc.) sowie die Bibliothekskataloge anzugeben, die durchsucht werden sollen. Da man ja nicht nach einem bestimmten Autor sucht, sondern nach einem bestimmten Thema mit Bezug zu Krebs, sollte das Suchfeld »Titel« verwendet werden. Hier können Sie einen Begriff eingeben, der im Titel des Buches vorkommen soll. Bedenken Sie dabei, dass das Suchergebnis unterschiedlich ausfällt, je nachdem in welcher Form Sie den Suchbegriff eingeben. Eine Suche nach dem Begriff »Bronchialkarzinom« findet *nicht* den Titel »Therapie des Bronchialkarzinoms«, da hier allein das fehlende »s« bewirkt, dass die beiden Wörter unterschiedlich aufgefasst werden. Verwenden Sie hierfür die oben beschriebene Trunkierung (z.B. »Bronchialkarzino?«). Die Wahl des Suchwortes ist von entscheidender Bedeutung für die Vorkenntnisse, die Sie für die gefundenen Bücher benötigen. Für Bücher mit einfach gehaltenen Inhalten wählen Sie auch ein eher umgangssprachliches Suchwort wie z.B. »Lungenkrebs«.

Wenn Sie dagegen eine medizinische Dissertation suchen, sollten Sie dann auch wissenschaftliche Ausdrücke verwenden, die meist auch genauer sind wie z.B. »Bronchialkarzinom« (das Bronchialkarzinom ist eine besondere Form des »Lungen*karzinoms*« mit Ursprung in den Bronchien. Der Begriff »Lungen*krebs*« wird dagegen in wissenschaftlichen Texten kaum verwendet). Mit der Schaltfläche »Suchen« starten Sie die Suche und erhalten danach eine Auflistung der gefundenen Bücher. Hier können Sie dann durch Klicken auf den Link neben dem Buchtitel weitere Informationen zu diesem Buch erhalten, u.a. auch, in welcher Bibliothek es zu finden ist. Sicherlich fragen Sie sich jetzt, welchen Sinn es macht, ein Buch zu finden, das sich in einer Bibliothek in Berlin befindet, während Sie an Ihrem Computer in München sitzen. Selbst wenn das Buch interessant und hilfreich wäre, würde dies kaum eine Fahrt nach Berlin rechtfertigen. Es gibt aber einen bequemen Weg, an ein solches Buch zu kommen: Die deutschen Bibliotheken bieten einen Fernleihe-Service an, d. h. Sie können bei einer Bibliothek in Ihrer Nähe ein Buch aus einer beliebigen deutschen Bibliothek anfordern; Sie müssen noch nicht einmal angeben, wo dieses Buch steht, sondern nur sicher sein, das es dieses Buch wirklich gibt. Ihre Bibliothek sucht das gewünschte Buch dann für Sie und besorgt es meist innerhalb von 4 Wochen in einer anderen Bibliothek. Sie können es dann bei Ihrer (Heimat-)Bibliothek z.B.

Leihen Sie sich Bücher per Internet aus

in München für einige Wochen ausleihen. Dieser Service kostet bei den meisten Bibliotheken nur DM 3.-/Buch! In Anspruch nehmen können Sie diesen Fernleihe-Service bei den größeren Bibliotheken, also bei Landes- oder Hochschulbibliotheken. Leider bieten nur wenige der kleineren Bibliotheken eine Fernleihe an; es lohnt sich aber auf jeden Fall, bei der nächstgelegenen Bibliothek nachzufragen. Eine Liste der Bibliotheken in Ihrer Region finden Sie im Verzeichnis »Deutsche Bibliotheken und Bibliotheksverbünde online« unter http://www.hbz-nrw.de/. Neuerdings besteht bei *Subito*, dem Dokumentenlieferdienst der deutschen Bibliotheken http://www.subito-doc.de/, die Möglichkeit, auch Bücher online zu bestellen. Bislang können jedoch nicht alle Bücher auf diesem zwar teuren (DM 10–15/Buch), aber schnellen Weg bestellt werden. Beachten Sie, dass Sie bei *Subito* den Bereich für »Monographien« auswählen, denn nur dann werden Sie auch wirklich Bücher finden.

Es gibt natürlich auch Bücher, bei denen sich der *Kauf* lohnt. Insbesondere Nachschlagewerke, (medizinische) Wörterbücher, wird man kaufen wollen, weil man sie öfter benötigt. Auch der Kauf von Büchern wird durch das Internet erheblich einfacher und bequemer. Zwar erhält man hier im Gegensatz zur traditionellen Buchhandlung keine persönliche Beratung, auch sind die Preise der Bücher aufgrund der gesetzlichen Buchpreisbindung größtenteils die gleichen. Dennoch kann es gute Gründe geben, von zu Hause aus im Internet zu bestellen: Zum einen hat man hier die Möglichkeit, selbst zu suchen, bis man wirklich das Passende gefunden hat. Wer schon einmal die Angestellten einer Buchhandlung »stundenlang« nach Büchern hat suchen lassen, kennt die Verpflichtung, dieses Geschäft nicht ohne ein Buch zu verlassen – auch wenn es nicht das »richtige« ist. Ein weiterer wichtiger Punkt ist die Anonymität bei Bestellungen im Internet. Nicht jeder möchte in einer gut besuchten Buchhandlung vor allen anderen Kunden nach einem Buch für Krebspatienten fragen. Gleichgültig welche Einstellung man zu seiner Krankheit hat – es geht eigentlich niemanden etwas an. Darüber hinaus bieten gerade die größeren Internet-Buchhändler zusätzliche Informationen zu den einzelnen Titeln an. So können der Autor oder der Verlag Inhaltsangaben und Zusammenfassungen hinzufügen; es gibt aber auch die Möglichkeit, dass Leser des Buches einen Kommentar (Rezension) hinzufügen, wie ihnen das Buch gefallen hat. Dies ist eine sehr schöne Entscheidungshilfe, da man die Meinung eines Dritten erfährt, der das Buch auch aufgrund des Titels und der Kurzbeschreibung erworben hat. Vielleicht hat ein anderer Krebspatient das Buch bereits rezensiert und beschreibt, ob es ihm geholfen hat oder nicht. Jedenfalls erfährt man durch Inhaltsangaben und Leserrezensionen vielfach mehr über ein Buch als in einer Buchhandlung. Denn die wenigsten Angestellten in den Buchhandlungen werden sich mit Büchern zum Thema Krebs wirklich auskennen; eine solche Fachkenntnis wird man nur in den Großstädten oder in spezialisierten Buchhandlungen finden. Das Rückgaberecht, das viele Internet-Buchhändler gewähren, gibt auch die Möglichkeit, vor dem endgültigen Kauf das Buch erst noch einmal durchzublättern. In vielen Fällen erfolgt die Zusendung innerhalb weniger Tage; vielfach ist bereits im Katalog ersichtlich, wie schnell das Buch lieferbar ist. Die Bezahlung erfolgt meist über Kreditkarte oder Bankeinzug (manchmal auch per Vorausscheck). Die Zusendung ist bei den größeren Anbietern, teilweise auch bei »einfachen« Buchhandlungen kostenlos. Die aktuellen Konditionen sowie weitere Informationen erfahren Sie auf der Homepage des jeweiligen Anbieters unter Links wie »Hilfe« oder »Wenn Sie zum ersten mal hier sind...«. Sie können jedoch auch in Verzeichnissen nach anderen (evtl. kleineren) Anbietern suchen. Bei 3 Anbietern können Sie zwar zentral suchen; Sie geben Ihre Bestellung jedoch bei einer Buchhandlung Ihrer Wahl online auf. Zum einen ist dies das Verzeichnis lieferbarer Bücher (VLB) unter http://www.buchhandel.de/, LIBRI unter http://www.libri.de/ sowie bei KNO unter http://www.kno.de/. Eine ausführliche Liste der Buchhändler finden Sie in *Kap. VI*.

Literaturtipps zum Thema Krebs finden Sie auf der Homepage der Deutschen Krebshilfe http://www.krebshilfe.de/ unter der Rubrik »Literaturtipps«. Ein sehr gutes Buch ist das Buch »Thema Krebs: Fragen und Antworten«, herausgegeben von Harald zur Hausen und Hilke Stamatiadis-Smidt (erschienen im Springer-Verlag).

Die 2. Auflage von 1998 kostet ca. DM 49,90. Die Beiträge wurden von zahlreichen Autoren des Deutschen Krebsforschungszentrums geschrieben und wurden auf die Bedürfnisse der Patienten zugeschnitten. Dieses Buch bietet auf 400 Seiten dem Patienten eine verständliche Einführung in die Krankheit Krebs. Nach einzelnen Krebsarten, Behandlungsmethoden und Nachsorge gegliedert, beantwortet es die wichtigsten Fragen zu dem jeweiligen Thema. Große Teile des Buches sind auf den Internet-Seiten des Krebsinformationsdienstes http://www.krebsinformation.de/ unter der Rubrik »Fragen und Antworten« abrufbar.

Medizinische Wörterbücher können helfen, wissenschaftliche Fachausdrücke besser zu verstehen. Da sie sich grundsätzlich an Mediziner richten, darf man sich jedoch hiervon nicht zuviel versprechen. Denn die Erklärung eines Wortes geschieht durch viele andere Worte, die man ebenfalls nachschlagen muss. Es ist jedoch unentbehrlich, wenn man bei medizinischen Befunden zumindest erahnen will, was gemeint ist. Der »Pschyrembel« ist als Sonderausgabe für ca. DM 50 erhältlich (»Pschyrembel – Klinisches Wörterbuch«, 1997 erschien die 258. Auflage!). Das »Roche-Lexikon Medizin« ist als Sonderausgabe ebenfalls für ca. DM 50 erhältlich; es ist aber auch vollständig im Internet unter http://www.lifeline.de/roche/ einzusehen.

Bei zahlreichen Informationsangeboten im Internet zum Thema Krebs finden Sie interessante Literaturhinweise. Dabei gibt es nicht nur Ratgeber zur Therapie, sondern es existiert eine Vielfalt an Themen, angefangen bei Kochbüchern für Krebspatienten, bis hin zu Erfahrungsberichten, die die Möglichkeiten des Umgangs mit der Krankheit aufzeigen.

Die Suche von Fachartikeln mit Hilfe der »MedLine«

Die neuesten Forschungsergebnisse finden Sie in den Fachartikeln der MedLine

Die *MedLine* ist die größte Datenbank von Artikeln in medizinischen Fachzeitschriften. Sie verfügt über einen Datenbestand von mehreren Mio. Artikeln in mehreren Sprachen (hauptsächlich englisch), der sich über bestimmte Suchfelder erschließen lässt. Bei der Benutzung der *MedLine* sind jedoch fortgeschrittene Kenntnisse notwendig. Denn zum einen benötigt man einige Zeit, um mit der Suchabfrage brauchbare Ergebnisse zu erzielen. Zum anderen handelt es sich bei den Artikeln fast ausschließlich um wissenschaftlich Fachbeiträge, so dass man ohne gute Kenntnisse um das Wesen seiner Krankheit und die relevanten Fachbegriffe kaum weiterkommen wird. Jedoch ist gerade für diejenigen, die im Internet keine neuen Informationen mehr finden, eine Suche in der *MedLine* auf jeden Fall sinnvoll. Schließlich kann man hier auch auf neueste Forschungsergebnisse hinsichtlich seiner Erkrankung stoßen. Zu beachten ist dabei, dass in der *MedLine* die Originalbeiträge nicht vollständig einzusehen sind, meistens sind aber Zusammenfassungen (sog. Abstracts) angegeben, so dass sich der Inhalt des Artikels erschließen lässt. Weitere Informationen zur MedLine erhalten Sie in den medizinischen Bibliotheken an der nächstgelegenen Universität. Hier finden meist auch Kurse zum richtigen Umgang mit der *MedLine* statt. Wenn es Sie nicht abschreckt, gemeinsam mit Medizinstudenten zu lernen, ist dies eine ideale Gelegenheit. Kostenlose Zugänge zur *MedLine* über das Internet finden Sie unter http://www.ncbi.nlm.nih.gov/ und http://www.dimdi.de/ (Deutsches Institut für Medizinische Dokumentation und Information).

Wenn man einen interessanten Artikel gefunden hat, kann man diesen mit Hilfe eines Dokumentenlieferdienstes online bestellen. Meistens erhalten Sie eine Artikel gegen eine Gebühr von ca. DM 7 per e-Mail zugeschickt. In vielen *MedLine*-Formularen besteht automatisch die Möglichkeit, gefundene Artikel über Dokumentenlieferdienste zu bestellen. Ansonsten können Sie den zentralen Dokumentenlieferdienst der deutschen Bibliotheken subito nutzen. Sie erreichen *subito* unter http://www.subito-doc.de/.

Beispiel

Suchen Sie wissenschaftliche Artikel über den *MedLine*-Zugang des NCBI (National Center for Biotechnology Information) unter http://www.ncbi.nlm.nih.gov/, so wählen Sie hier unter der Auflistung »Search« die Option *PubMed* aus. Die weiteren Optionen wie Nucleotide, Protein etc. sind zur Suche nach medizinischen Fachartikeln für Sie weniger geeignet, da hier für den wissenschaftlichen Bedarf ganz speziell z.B.

Proteinsequenzen nachgeschlagen werden können. Mittels *PubMed* (National Library of Medicine) hat man Zugang zu über 11 Mio. zusammengefassten Artikeln, von denen Sie einige auch im Volltext einsehen können, erkennbar an einem kleinen Hinweis in der Liste der passenden Artikel. Hierbei wird sowohl auf die Datenbank der *MedLine* als auch der *PreMedline* und verschiedenen Journalen, die ebenso online einsehbar sind, zurückgegriffen. Die Suche nach Artikeln gestaltet sich sehr einfach. Zum einen können Sie in das angegebene Suchfeld – falls bekannt – den Namen des Autors eingeben oder die englische Bezeichnung des gesuchten Begriffes, zu dem Sie Informationen finden möchten. Natürlich ist es auch wieder möglich mit AND, NOT, OR verschiedene Begriffe zu kombinieren, um die Suche zu verfeinern. Werden Sie mit dieser Methode immer noch nicht fündig, können Sie mit der Option »*Limits*« diese wesentlich eingrenzen. So können Sie u.a. die Sprache des Textes, die Art der Publikation, z.B. eine klinische Therapiestudie (clinical trial), oder das Publikationsdatum (wenn Sie z.B. nur sehr aktuelle Artikel suchen), beliebig eingeben. Haben Sie dann einen interessanten Artikel gefunden, der aber leider im Volltext nicht online einsehbar ist, können Sie diesen, wie oben beschrieben, mittels eines Dokumentenlieferdienstes bestellen oder z.B. in einer Universitätsbibliothek kopieren (informieren Sie sich aber erst, ob die Bibliothek die gewünschte Ausgabe des Journals verfügbar hat, die Suche nach einem nicht vorhandenen Journal kann mehr als nervenaufreibend sein).

Die Suche nach persönlicher Beratung

In vielen Fällen ist es nicht möglich oder auch nicht angebracht, die gewünschten Informationen aus dem Internet zu erhalten oder Sie per e-Mail oder Foren zu klären. Man wird sich zwar grundsätzliche Informationen aneignen können und hilfreiche Hinweise finden. Oft bleiben jedoch weiterführende Fragen z.B. über eine im Internet gefundene Therapiemaßnahme, die nur in einem persönlichen Gespräch geklärt werden können. Natürlich können Sie sich bereits mit relativ einfachen Fragen an Beratungsstellen wenden. Beachten Sie dabei jedoch unbedingt, dass Ihnen in den meisten Fällen keine Ärzte gegenüber sitzen. Daher können Sie nur eingeschränkt medizinische Beratung erwarten. Eine solche Beratung kann sich nur um »allgemeine« Fragen und Auskünfte handeln, da niemand in der Lage ist, telefonisch für Ihren Einzelfall eine abschließende Diagnose zu stellen oder einen Behandlungsplan zu erstellen. Es gibt die folgenden Arten von Beratungsstellen:

- *Krebstelefone* und *Krebsberatungsstellen* existieren bei vielen gemeinnützigen Organisationen. So existiert am Deutschen Krebsforschungszentrum in Heidelberg ein telefonischer Krebsinformationsdienst http://www.krebsinformation.de/, finanziert durch das Bundesministerium der Gesundheit, der Montags bis Freitags von 8.00–20.00 Uhr unter 06221/410 121 erreichbar ist und Ihnen in vielen Fragen weiterhelfen oder zumindest gute Hinweise geben kann. Dort ruft man Sie auch gerne zurück. Weitere Beratungsstellen finden Sie bei den regionalen Tumorzentren *[S. 142]* sowie bei der Deutschen Krebsgesellschaft http://www.krebsgesellschaft.de/. In der Schweiz und in Österreich existieren ähnliche Angebote bei der Schweizerischen Krebsliga http://www.swisscancer.ch/ und der Österreichischen Krebshilfe http://www.krebshilfe.or.at/.
- *Psychosoziale Beratungsstellen* bieten Unterstützung für Krebspatienten und ihre Angehörigen in allen Fragen, die sich aus der krankheitsbedingt veränderten Lebenssituation ergeben. Dabei kann es um Informationen über sozialrechtliche Themen (Rente, Unterstützung, Vergünstigungen, Steuererleichterungen), Gespräche über persönliche oder mitmenschliche Probleme oder auch um praktische Möglichkeiten der Betreuung gehen. Psychosoziale Beratungsstellen findet man zumeist bei den staatlichen Gesundheitsämtern, Krankenkassen oder den regionalen Krebsgesellschaften.
- *Selbsthilfegruppen* bieten Patienten und Angehörigen ebenfalls die Möglichkeit zum persönlichen Gespräch. Auch können sie Hinweise zu weiteren Beratungsstellen in der Region geben.

Nur wenige dieser Beratungsstellen verfügen bereits über eigene Internet-Seiten. Darüber hinaus wären sie im Internet relativ schlecht zu finden. Daher sollte man sich zuerst an den Krebsinformationsdienst oder das zuständige Gesundheitsamt wenden und dort weitere Adressen erfragen. Die Adressen der Gesundheitsämter finden Sie meist über die Homepage Ihrer Stadt oder Ihres Landkreises (http://www.*ihrestadt*.de/ oder http://www.*ihrlandkreis*.de/). Sie können natürlich auch im Telefonbuch nachschauen!

Aktive Suche durch eigene Internet-Seiten

Warten Sie nicht, bis andere aktiv werden

Die bislang vorgestellten Suchstrategien zielten darauf ab, etwas zu finden, was andere Betroffene, Angehörige oder Ärzte im Internet veröffentlicht haben. Bei der Suche nach Informationen kann man jedoch nicht nur passiv vorgehen, manchmal erscheint es angebracht, selbst aktiv zu werden, indem man *eigene* Internet-Seiten erstellt. Dann ist man nicht davon abhängig, dass andere die Initiative ergreifen, sondern man kann auch diejenigen ansprechen, die sich passiv verhalten und nur auf vorhandene Seiten reagieren. Mitteilungen in Foren dienen zwar auch der langfristigen Kontaktaufnahme, nach mehreren Wochen ist Ihre Mitteilung an das Ende der Liste gerückt und wird daher nur noch selten aufgerufen. Mit einer eigenen Internet-Seite können Sie z.B. die folgenden Ziele verfolgen:

- Sie wünschen Kontaktaufnahme mit anderen Betroffenen (Erfahrungsaustausch).
- Sie suchen umfassende oder spezielle Informationen, können diese aber nicht im Internet finden.
- Sie benötigen die Unterstützung anderer, indem Sie etwa einen Knochenmarkspender für Ihr an Leukämie erkranktes Kind suchen.

Wir haben einmal jemanden kennengelernt, der seine vollständige Krankenakte im Internet veröffentlicht hat und um Informationen bat. Wie viele (persönliche) Informationen Sie preisgeben, bleibt ganz allein Ihnen überlassen. Orientieren Sie sich dabei an den Informationen, die unbedingt notwendig sind, damit andere Ihnen helfen können, wenn sie wollen. Hilfestellungen zur Erstellung von eigenen Internet-Seiten finden Sie in vielen Verzeichnissen unter der Rubrik »Internet« oder »www«. Dort finden Sie auch kostenlose Programme, die Sie zum Erstellen der Seiten benötigen. Den notwendigen (Speicher-)Platz für Ihre Seiten erhalten Sie meist von Ihrem Provider. Darüber hinaus gibt es auch zahlreiche kostenlose Angebote, bei denen der Speicherplatz über Werbung finanziert wird. Damit Ihre Seiten von anderen Internet-Nutzern gefunden werden, müssen Sie sie bei den Suchmaschinen anmelden. Beachten Sie auch die Urheberrechte anderer Autoren. Kopieren Sie nicht unerlaubt Texte oder Graphiken von anderen Seiten!

V
Wie man Informationen zu verschiedenen Themenbereichen finden kann

Im Folgenden sollen für verschiedene Themenbereiche kurze Hilfestellungen für Ihre Informationssuche gegeben werden. Einführende Darstellungen sollen dabei jeweils zunächst die Bedeutung des Themenbereichs herausstellen und Informationsbedürfnisse wecken. Danach wird erläutert, was man zu dem jeweiligen Thema erwarten kann. Welche Fragen könnten Sie als Patient oder Angehöriger interessieren? Ausgewählte Internet-Adressen stellen eine erste Anlaufstelle dar, um sich weiter zu informieren. Anschließend werden einige Suchwörter genannt, die Ihnen die Nutzung von Suchmaschinen erleichtern sollen. Der Thesaurus im nächsten Kapitel soll Ihnen dabei helfen, für die richtigen Suchbegriffe auszuwählen. Gleichzeitig finden Sie in den folgenden Abschnitten jeweils kurze Hinweise zum Auffinden des jeweiligen Themas im Internet.

Diagnose

Um Informationen finden zu können, die für die eigene Krebserkrankung relevant sind, ist es unbedingt notwendig, die Diagnose des behandelnden Arztes genau zu kennen und zu verstehen. Denn bei der Informationssuche reicht die Bezeichnung »Lungenkrebs« bei weitem nicht aus. Auch über die genaue Bezeichnung der Krebserkrankung (z.B. »kleinzelliges Bronchialkarzinom«) hinaus gibt es noch weitere Fakten und Befunde, die man in der Regel benötigt. So ist es hilfreich, wenn man die Ergebnisse von Untersuchungen kennt und dadurch einem Dritten vermitteln kann, wo der Tumor sitzt und in welchem (Wachstums-)Stadium er sich befindet. Außerdem kann man dadurch den Arzt bei seiner Arbeit unterstützen und möglicherweise sogar Fehldiagnosen des Arztes erkennen. Wer kennt nicht die Situation im Krankenhaus, wenn Ihnen ein unbekannter Arzt »ratlos« gegenüber steht, weil er Ihre Krankenakte nicht zur Hand hat. Es wäre doch am besten, wenn Sie ihm selbst Auskunft geben könnten. Gerade wenn man häufig von Arzt zu Arzt geschickt wird, sind diese Kenntnisse um die eigene Krankengeschichte unerlässlich. Das Behandlungstagebuch *[S. 62]* hilft Ihnen dabei, den Überblick über alle Informationen zu behalten. Gerade Diagnosen und Befunde sind für Patienten sehr schwer zu verstehen. Es gibt auch viele »Fallen«, in die man stolpern könnte, und mögliche Missverständnisse. Beispielsweise gibt es mehrere (gleichbedeutende) Bezeichnungen für eine Krebsart oder 2 Begriffe haben in unterschiedlichen Zusammenhängen eine andere Bedeutung. Daher ist es unbedingt notwendig, dass Sie sich alle Diagnosen und Befunde von Ihrem Arzt genau erklären lassen und die Begriffe aufschreiben. Denken Sie daran, dass Sie im Internet *nichts* finden werden, wenn Sie einen Begriff falsch geschrieben haben. Selbst kleinste Schreibfehler bestraft eine Suchmaschine mit einem »leeren« Suchergebnis. Wenn bei Ihrer Informationssuche Fragen aufkommen, Sie etwa das Gefühl haben, einen Begriff nicht richtig zu verstehen, fragen Sie Ihren Arzt! Es ist beinahe unmöglich, sich im nachhinein selbst alle notwendigen Informationen zusammenzusuchen. Lassen Sie sich daher von Ihrem Arzt so viele Informationen geben, dass Sie die Möglichkeit haben, sich selbständig weiter zu informieren. Die folgenden Ausführungen sollen Ihnen das Grundverständnis erleichtern und auf die wichtigen Aspekte hinweisen. Beachten Sie auch, dass Befunde und Diagnosen nicht nur am Anfang einer Erkrankung festgestellt werden. Auch während der Behandlung werden Befunde und Diagnosen erstellt, um den Verlauf der Erkrankung zu kontrollieren. Diese sind in der Regel genauso wichtig wie eine Diagnose zu Beginn der Erkrankung.

Untersuchungsmethoden

Bei Krebspatienten werden in der Regel die folgenden Untersuchungsmethoden angewendet, deren Ergebnisse man sich im Behandlungstagebuch *[S.62]* notieren sollte:

- Die *bildgebenden Verfahren* wie Ultraschalluntersuchungen, Röntgenuntersuchungen, Computertomographie und Kernspintomographie sind ein wichtiges Hilfsmittel des Arztes beim Verdacht auf oder zur Diagnose von Krebserkrankungen. Sie bieten ihm einen guten Einblick in die inneren Körperregionen wie Brust- und Bauchraum oder Gehirn. Bei einer bildgebenden Untersuchung können zum einen Gewebsveränderungen festgestellt werden. Zum anderen ist so ggf. eine Einschätzung der Größe eines Tumors möglich.
- Eine Einschätzung, ob eine verdächtige Veränderung, also z.B. ein Knoten in der Brust, gut- oder bösartig ist, ist mit letzter Sicherheit nur anhand einer *Gewebeuntersuchung* möglich. Dabei wird an der betroffenen Stelle Gewebe entnommen und im Labor untersucht. Hierbei spricht man von *Histologie*, wenn Gewebe untersucht wird, und von *Zytologie*, wenn einzelne Zellen eines Gewebes untersucht werden. Es gibt 2 Möglichkeiten, das Gewebe zu entnehmen: Bei einer *Biopsie* erfolgt die Entnahme über einen kleinen chirurgischen Eingriff. Bei einer *Endoskopie* wird in einen Körperhohlraum (z.B. in die Lunge) ein biegsamer Schlauch eingeführt, mit dem das zu untersuchende Gewebe entnommen werden kann. Die Endoskope, die für die verschiedenen Organe eingesetzt werden, haben entsprechende Bezeichnungen wie z.B. Bronchoskop für die Atemwege der Lunge oder Rektoskop für den Enddarm (Rektum). Gleichzeitig erfährt der Arzt durch die Gewebeuntersuchung, welche Zellen entartet sind. Diese Information ist für die Klassifizierung und die Behandlung des Tumors von entscheidender Bedeutung.
- Bei vielen Krebserkrankungen sondert der Tumor gewisse Substanzen ins Blut oder in andere Körperflüssigkeiten ab oder bewirkt, dass Werte von im gesunden Körper vorkommenden Stoffen ansteigen oder absinken wie z.B. der PSA-Wert im Falle

eines Prostatakarzinoms. Diese Substanzen nennt man *Tumormarker*, da sich durch ihren Nachweis im Blut ein Hinweis auf eine Gruppe von Krebsarten ergibt. Tumormarkerwerte lassen keine eindeutigen Schlüsse zu, sondern können nur als eine ergänzende Diagnosemethode benutzt werden. Denn zum einen gibt es bislang keinen Tumormarker, der genau auf eine Krebsart hinweist. Zum anderen gibt es keinen exakten Grenzwert, ab dem eine Krebserkrankung mit Sicherheit vorliegt, sondern nur Normwerte, außerhalb derer eine Krebserkrankung vermutet werden kann. Daher eignen sich Tumormarker hauptsächlich zur Behandlungs- und Verlaufskontrolle einer bereits erkannten Erkrankung. Durch einen Markerverlauf kann beispielsweise eingeschätzt werden, wie eine gewählte Therapiemethode anspricht. Sinken die Markerwerte z.B. nach einer operativen Entfernung des Tumors, kann ein Erfolg zumindest vermutet werden; steigen die Markerwerte nach einer Therapie weiter an, erscheint in der Regel ein Wechsel der Therapie sinnvoll.
- *Weitere ergänzende Methoden* sind z.B. die Untersuchung der Krankengeschichte (Anamnese): Wichtige Symptome können z.B. sein: Husten, Auswurf, Atemnot, Schmerzen, Heiserkeit, Fieber und Gewichtsverlust.

Bezeichnung der Krebsart

Neben diesen Informationen aus den einzelnen Untersuchungsmethoden ist natürlich die genaue Bezeichnung der Krebsart relevant. Diese Bezeichnung richtet sich grundsätzlich nach dem Organ, in dem sich der Krebs entwickelt hat, nach der Art der entarteten Zellen und nach dem Erscheinungsbild dieser Zellen. Auch bei metastasierten Krebserkrankungen richtet sich diese Bezeichnung immer nach dem Ursprungstumor (Primärtumor). Wenn Krebszellen von einem Lungentumor z.B. in das Gehirn metastasieren, spricht man nicht von einem Gehirntumor, sondern von einem metastasierten Lungentumor. Oft können in einem Organ mehrere Krebsarten entstehen, die sich hinsichtlich ihres Verhaltens unterscheiden und auch unterschiedlich behandelt werden müssen. So kann sich in der

Lunge ein kleinzelliges oder ein großzelliges Bronchialkarzinom entwickeln. Während das großzellige Bronchialkarzinom in frühen Stadien operativ entfernt werden kann, ist dies bei der kleinzelligen Variante in der Regel nicht möglich. Daneben kommt es auch häufig vor, dass Patienten nach den Begriffen Karzinom, Adenokarzinom oder Sarkom suchen. Dies sind jedoch sehr breite Typen von Krebs, da sie sich nur auf das entartete Gewebe beziehen und nicht auf den Ort des Tumors. So bezeichnet Adenokarzinom ein Karzinom des drüsenbildenden Gewebes. Drüsenbildendes Gewebe kommt jedoch in vielen Körperregionen vor – nicht nur in der Lunge. Wenn drüsenbildendes Gewebe in der Lunge entartet ist, wäre eine genaue Bezeichnung »Alveolarzellenkarzinom«. Wie Sie sehen, ist es sehr wichtig, dass Sie sich von Ihrem Arzt genau erläutern lassen, um welche Krebsart es sich handelt. Dabei sollten Sie unbedingt darauf achten, dass Sie auch die Zusammenhänge in den Klassifikationen verstehen. Adenokarzinom und Lungenkarzinom sind nämlich nicht 2 unterschiedliche Krebserkrankungen, vielmehr handelt es sich hierbei um 2 nicht vergleichbare Sichtweisen, die erst zusammen genommen aussagekräftig sind. Für Laien ist es – im Gegensatz zu anderen Themenbereichen – bei der Tumorklassifikation fast unmöglich, sich das notwendige Wissen um die Feinheiten selbständig anzueignen [eine kurze Einführung finden Sie in *Kap. II*].

Wissenschaftliche Kurzerläuterungen zu einzelnen Krebsarten finden Sie wie schon besprochen z.B. im Roche-Lexikon Medizin http://www.lifeline.de/roche/. Dort finden Sie auch Informationen zu den einzelnen Bezeichnungen. Alternativ können Sie auch in den in *Kap. VI* angegebenen Krebswörterbüchern online nachschlagen.

Allgemeine kurze verständliche Informationen zu den Oberbegriffen wie Lungenkrebs, Magenkrebs etc. erhalten Sie bei der Deutschen Krebshilfe http://www.krebshilfe.de/. Ausführliche (medizinische) Informationen zu einzelnen Krebsarten erfahren Sie in den Manualen des Tumorzentrums München http://www.krebsinfo.de/ki/manuale.html.

Suchwörter: Bezeichnung der Krebsart (»Lungenkrebs«) mit weiteren Informationen, soweit bekannt, also z.B. »kleinzelliges« oder

»nicht-kleinzelliges Bronchialkarzinom. Denken Sie immer daran: je präziser ihre Suchwörter gewählt werden, desto genauer sind auch Ihre Ergebnisse.

TNM-System

Das TNM-System beschreibt mit Hilfe eines Zahlenschlüssels die Ausdehnung des Tumors im Körper, in welchem (Wachstums-Stadium er sich also befindet (der englische Fachbegriff ist *Cancer Staging*). Dadurch soll eine möglichst einheitliche (Kurz-)Beschreibung des Tumors erfolgen, damit der Arzt anhand allgemeiner Behandlungsempfehlungen eine geeignete Therapie auswählen kann, eine Prognose hinsichtlich des Verlaufs der Erkrankung gegeben werden kann [lesen Sie hierzu die Hinweise zu statistischen Prognosen auf S.6] und der Informationsaustausch z.B. über e-Mail erleichtert wird. Die Stadieneinteilung des Tumors erfolgt durch Hinzufügen von Zahlen zu den 3 Komponenten T, N und M in der folgenden Weise:

- T (Tumor) beschreibt die Ausbreitung des Primärtumors mit einer Zahl von 0–4, wobei »T0« bedeutet, dass keine Anhaltspunkte für einen Tumor vorliegen. Dagegen beschreibt »T4« einen Tumor, der evtl. bereits andere Organe befallen hat und in der Regel inoperabel ist.
- N (Nodes – engl. Knoten) beschreibt den Zustand der Lymphknoten in der Region mit einer Zahl von 0–4. »N0« bedeutet dabei, dass kein Lymphknoten der Region befallen ist, »N4« bedeutet einen starken Befall. Welche Lymphknoten dabei als regional betrachtet werden, hängt von der genauen Krebsart ab. Der Befall entfernter Lymphknoten wird zu den Metastasen gerechnet.
- M (Metastasis – engl. Metastasen) gibt an, ob Fernmetastasen existieren (M1) oder keine Metastasen vorliegen (M0).

Darüber hinaus gibt es noch weitere Merkmale, wenn man z.B. nach einer operativen Entfernung bessere Informationen über den Tumor hat. Das TNM-System bildet aber in jedem Fall das Grundgerüst. Die

TNM-Klassifizierung eines Tumors ist nur in Verbindung mit der genauen Krebsart aussagekräftig. Ein kleinzelliges Bronchialkarzinom im Stadium T2 N1 M0 wird anders behandelt als ein großzelliges Bronchialkarzinom im gleichen Stadium. Außerdem gibt es selbst zwischen den einzelnen Stadien-Klassifizierungen weitere Einschränkungen; so ist es bei M1 relevant, wie viele Metastasen vorliegen und wo sie sich befinden.

Andere Klassifikationen

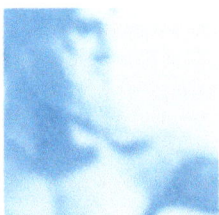

Zur Ergänzung der recht unhandlichen TNM-Klassifikation wird ein individuelles TNM-Ergebnis eines Patienten meist in die Stadieneinteilung des UICC (Union Internationale contre le Cancer, http://www.uicc.org/ überführt. Diese unterscheidet nur zwischen den folgenden Stadien und ist damit im Praxisalltag leichter zu handhaben:

- Stadium 0: kein Tumor,
- Stadium I,
- Stadium IIA,
- Stadium IIB,
- Stadium IIIA,
- Stadium IIIB,
- Stadium IV: (großer) Tumor meist mit Fernmetastasen.

Die genaue Anzahl der Stadien ist dabei abhängig von der vorliegenden Krebsart. Ebenso existieren für die meisten Krebsarten Tabellen, welches Stadium einer TNM-Klassifikation entspricht.

Daneben gibt es noch weitere Stadieneinteilungen wie beispielsweise die *Ann-Arbor-Stadieneinteilung*, die bei den meisten Leukämien wie etwa dem Lymphom Verwendung findet, da dort nicht zwischen Primärtumor, Lymphknotenbefall oder Metastasen unterschieden wird bzw. werden kann. Bei gynäkologischen Tumoren findet meist die sog. FIGO-Klassifikation Anwendung.

Auf jeden Fall kann Ihnen diese Darstellung nur einen Überblick verschaffen. Welche Klassifikation bei Ihrer Erkrankung vorliegt und wie sie zu verstehen ist, sollte Ihnen Ihr Arzt genau erklären.

Ausführliche Erläuterungen zu den einzelnen Klassifikationen finden Sie im Buch »Fragen und Antworten« http://www.krebsinformation.de/ unter dem Stichwort TNM-System.

Eine sinnvolle Informationsergänzung zum TNM-System und der Ann-Arbor-Klassifikation bei den einzelnen Krebsarten finden Sie in den Manualen des Tumorzentrums München http://www.krebsinfo.de/ki/manuale.html. Weiterführende Informationen zum TNM-System finden Sie in Buchform im sog. *TNM-Atlas* der UICC sehr gut aufbereitet.

Therapie

Die eigene Therapie zu verstehen und über deren Nebenwirkungen und Erfolgsaussichten informiert zu sein, kann die Angst vor diesem einschneidenden Lebensabschnitt ein wenig lindern. Durch ihr Wissen können Sie selbst aktiv werden und z.B. weitere alternative Therapien suchen oder verschiedene Behandlungsmöglichkeiten zumindest oberflächlich beurteilen. Diese aktive Beteiligung kann bereits während der Voruntersuchungen im Krankenhaus beginnen. Fragen Sie den Arzt, warum diese oder jene Untersuchung durchgeführt wird und was man daraus erkennen kann. Dies erleichtert es Ihnen, später nach dem Ergebnis, dessen Bedeutung und einer möglichen Therapie zu fragen. Ausgehend von den hieraus gewonnenen Informationen kann man sich dann z.B. über weitere mögliche Therapien und deren Erfolgschancen informieren und mit dem Arzt zusammen eine sinnvolle Therapie besprechen.

Chirurgischer Eingriff

Mit einem chirurgischen Eingriffs soll – wenn möglich – der gesamte Tumor entfernt werden. Dies ist v. a. dann sinnvoll, wenn der Tumor noch keine Metastasen gebildet hat und daher mit seiner Entfernung die Chance auf eine vollkommene Heilung besteht. Ebenso kann die Entfernung auch bei bereits existierenden Metastasen zur Schmerzlinderung beitragen und verhindern, dass das betroffene Organ weiter geschädigt wird oder weitere Metastasen gebildet werden.

Die verfeinerten Methoden zusammen mit dem ständig fortschreitenden Wissen um den Krebs ermöglichen es, den Tumor gezielter zu entfernen und nicht betroffenes Gewebe weitestgehend zu schonen. So wird heute im Falle des Brustkrebses – wenn möglich – eine brusterhaltende Operation angestrebt, während man früher oftmals die gesamte Brust sofort amputierte. Natürlich ist dies nur dann möglich, wenn der Krebs sehr abgegrenzt vorliegt und der Chirurg somit nicht gezwungen ist, auch gesundes Gewebe, das möglicherweise bereits von Metastasen befallen ist, mit zu entfernen.

Der chirurgische Eingriff wird oft in Kombination mit einer Chemotherapie und/oder Bestrahlung angewendet, da diese vor der Operation eine Verkleinerung des Tumors bewirken und dieser dann leichter zu entfernen ist oder nach dem Eingriff eine gute Behandlung möglicherweise durch die OP nichterfasster Krebszellen darstellt.

Chemotherapie

Chemotherapeutika hemmen das Wachstum der Krebszellen und töten diese ab.

Die bei der Chemotherapie eingesetzten Medikamente werden intravenös verabreicht und können sich somit über die Blutbahn im gesamten Körper verteilen. Ziel ist es, die vorhandene Krebszellen in den Selbstmord (Apoptose) zu treiben. Viele Krebsarten sprechen auf diese Behandlung auch zumindest über einen bestimmten Zeitraum gut an. Leider werden viele Tumoren mit der Zeit gegenüber dem verwendeten Chemotherapeutikum resistent. Daher ist man heute dazu übergegangen, die Chemotherapie mit einer Operation und/oder Bestrahlung zu kombinieren oder z.B. verschiedene Chemotherapeutika zusammen einzusetzen (Kombinationstherapie), so dass bei Auftreten einer Resistenz gegen eines der verwendeten Medikamente weitere dem Krebs entgegenwirken, gegen die der Tumor noch nicht resistent ist.

Bei der Chemotherapie wird die Tatsache ausgenutzt, dass Krebszellen Zellen mit einer hohen Teilungsrate sind. Sie benötigen also häufiger als gesunde Zellen bestimmte »Bausteine«, um eine neue Tochterzelle entstehen zu lassen. Und gerade einiger dieser Bausteine sollen durch die Chemotherapie blockiert werden. Dies sind z.B. Enzyme, die an der Herstellung des menschlichen Erbgutes (DNA) beteiligt sind. Doch nicht nur kranke Zellen wie die Krebszellen besitzen solch eine erhöhte Teilungsrate, auch gesunde Zellen wie beispielsweise Haarfollikel oder Knochenmarkzellen teilen sich häufiger. Dies bedeutet, dass die Chemotherapie auch diese gesunden Zellen angreift und damit die bekannten Nebenwirkungen wie Haarausfall verursacht.

Strahlentherapie

Mit einer Strahlentherapie wird das Erbgut der Krebszellen so stark geschädigt, dass diese nicht mehr lebensfähig sind.

In vielen Fällen kann eine Strahlentherapie in Kombination mit einer Chemotherapie einer Operation vorgezogen werden, da dies für den Patienten oftmals wesentlich schonender sein kann oder der Tumor auch ohne den belastenden Eingriff gut zu bekämpfen ist. Hierbei wird der Tumor z.B. von außen her mit elektromagnetischen Strahlen (Röntgen- und Gammastrahlen) oder Teilchenstrahlen (besonders Alpha- und Elektronenstrahlen) oder durch Einsetzen radioaktiver Partikel (Brachytherapie) in das betroffene Organ von innen her bestrahlt, wie dies beispielsweise bei einem Prostatakarzinom vorgenommen werden kann.

Ziel der Strahlentherapie ist es, die entarteten Tumorzellen so stark in ihrem Erbgut zu schädigen, dass sie absterben. Dabei sollen gesunde Zellen aber so wenig wie möglich geschädigt werden. Dies ist möglich, da gesunde Zellen einen Reparaturmechanismus besitzen, der etwaige Schäden im Erbgut reparieren kann. Im Falle einer Tumorzelle ist diese Reparaturmechanismus meist außer Funktion. Doch trotzdem sind auch viele Tumoren nach einiger Zeit oder überhaupt resistent gegenüber einer Strahlentherapie.

Hormontherapie

Mit Hilfe der Hormontherapie sollen krebsfördernde körpereigene Hormone gehemmt werden.

Die Hormontherapie müsste eigentlich Anti-Hormontherapie heißen, da man mit den hier verabreichten Medikamenten einem natürlich im Körper vorhandenen Hormon entgegenwirken bzw. es unterdrücken will. Wie z.B. im Falle eines Prostatakarzinoms, bei dem das verabreichte Medikament die Produktion des Hormons Testosteron im Körper unterdrückt und ein Schrumpfen des Tumors bewirken kann. Testosteron, das wichtigste männliche Geschlechtshormon, fördert nämlich das Wachstum von Prostatatumoren erheblich und wäre ansonsten nur noch durch die Amputation beider Hoden zu unterdrücken. Die Hormontherapie kann diese belastende Operation in einigen Fällen ersetzen. Ebenso wird eine Hormontherapie bereits bei Brust- und Gebärmutterkrebs in Kombination mit den üblichen Standardtherapien durchgeführt.

Anti-Angiogenesewirkstoffe

Anti-Angiogenesewirkstoffe hemmen die Neubildung von Blutgefäßen, über die sich der Tumor mit Sauerstoff und Nahrung versorgt.

Bereits in den frühen 70er Jahren vermutete man, dass das Wachstum von Tumoren von der Neubildung zusätzlicher Blutgefäße abhängt, die der Tumor selbst in tumornahem Gewebe entstehen lässt und sich damit an den Blutkreislauf anschließt. Dadurch wäre eine optimale Versorgung des Tumors mit Nährstoffen, aber v. a. mit Sauerstoff sichergestellt. Würde man nun die Neubildung dieser Blutgefäße unterbinden, würde der Tumor nicht ausreichend versorgt werden und förmlich »verhungern« bzw. »ersticken«. Neu an dieser Therapie ist, dass hier nicht primär der Tumor, sondern sog. Angiogenesefaktoren als primäres Ziel blockiert werden sollen. Diese Stoffe regen die Bildung von Blutgefäßen an und werden vom Tumor ausgeschieden. Obwohl die Angiogenese einen sehr attraktiven Angriffspunkt für zukünftige Krebstherapien darstellt, muss bedacht werden, dass die Angiogenese, also das Wachstum von Blutgefäßen, ein ansonsten wünschenswerter Prozess ist. Sie tritt bei der Wundheilung und bei chronischen Entzündungen in Erscheinung. Allgemein kann aber gesagt werden, dass eine Anti-Angiogenesetherapie einige Vorteile gegenüber den heute üblichen Standardtherapien haben könnte. Die Therapie wäre tumorspezifischer als die heute eingesetzten Methoden zur Krebsbekämpfung. Es ist somit mit einer geringeren Giftigkeit (Toxizität) und wohl auch mit weniger Nebenwirkungen zu rechnen als bisher. Die Bemühungen der derzeitigen Forschung im Bereich der Anti-Angiogenese als Therapie für solide Tumoren hat einen enormen Aufschwung erfahren. Einige Stoffe befinden sich bereits in der klinischen Erprobungsphase.

Immuntherapie

Immuntherapeutika sollen die körpereigene Abwehr stimulieren, so dass sich der Körper selbst gegen den Krebs zur Wehr setzen kann.

Das Immunsystem unseres Körpers sorgt in der Regel dafür, dass krankmachende Viren, Bakterien, aber auch kranke (entartete) körpereigene Zellen aufgespürt und vernichtet werden. Leider ist dieser Schutzmechanismus gerade bei Krebszellen sehr ineffektiv, der Körper ist einfach nicht in der Lage, die Krebszelle als solche zu erkennen. Vielmehr tarnt sich die Krebszelle sogar noch regelrecht, um nicht erkannt zu werden. Daher benötigt unser Immunsystem Hilfe von Substanzen, die sich an spezielle »Andockstationen« (sog. Rezeptoren) auf den Krebszellen setzen und sie dadurch markieren. Diese künstliche Markierung enttarnt die Krebszelle und macht sie für das Immunsystem sichtbar, das die Krebszelle dann vernichtet. Als weitere Möglichkeit kann aber auch direkt ein Chemotherapeutikum oder ein radioaktiver Stoff an die Rezeptoren der Krebszellen gebunden werden und die Zellen somit direkt vernichten. Ein wesentlicher Vorteil der Immuntherapie besteht darin, dass auch sog. ruhende Metastasen vernichtet werden, also solche, die sich noch nicht teilen, meist nicht lokalisiert werden und später zu einem weiteren Krebsherd heranwachsen könnten. Dies kommt daher, dass durch die Therapie nicht alle sich schnell teilenden Zellen (wie z.B. durch eine Chemotherapie), sondern spezielle Merkmale von Krebszellen (die Rezeptoren) durch die Medikamente angegriffen werden. Voraussetzung für die Immuntherapie ist aber, dass zum einen die Rezeptoren der Krebszellen identifiziert und dazu passende Substanzen gefunden werden, die nach dem Schlüssel-Schloss-Prinzip an diese überhaupt binden können. Bei einigen Krebserkrankungen wie z.B. dem Darmkrebs wird die Immuntherapie bereits eingesetzt.

Krebsforschung und neue Therapien

Die Suche nach neuen Therapieansätzen ist ein ganz verständlicher Wunsch von Betroffenen, die sich davon größere Erfolgsaussichten versprechen als mit den bislang eingesetzten Therapien. Diese Hoffnung ist grundsätzlich berechtigt, denn in der Wissenschaft gibt es eine Vielzahl von Entdeckungen, die letztendlich dem Krebspatienten zugute kommen. Auf der anderen Seite darf aber nicht übersehen werden, dass man bei seiner Suche nur in wenigen Fällen gänzlich neue Medikamente und Therapien finden wird, die tatsächlich in Frage kommen. Denn die Zahl der Krebspatienten, die an solchen Studien teilnehmen und als erste von neuen Therapien profitieren, ist relativ gering; ihr Anteil dürfte bei ca. 5% liegen.

Die Bedeutung der Krebsforschungen für den Patienten

Im Folgenden möchten wir einige grundlegende Punkte nennen, die bei der Suche und Auswahl neuer Therapien in der Entwicklungsphase zu beachten sind:

In der biologisch-medizinischen Forschung sind zwar ständig Fortschritte zu verzeichnen, diese Fortschritte beziehen sich jedoch meist nur auf bestimmte Teilbereiche in der Grundlagenforschung. Inwieweit und v. a. wann solche Fortschritte dem Patienten zugute kommen, ist zu diesem Zeitpunkt noch nicht absehbar. Regelmäßig berichtet die Presse, dass *das* Mittel entdeckt worden sei und die Heilung für den *Krebs* in nicht mehr weiter Ferne stünde. Die Erwartungen, die damit geweckt werden, sind jedoch in den meisten Fällen nicht gerechtfertigt. Daher sollte man solche überschwenglichen Meldungen kritisch aufnehmen und genau herausfinden, was wirklich dahinter steckt. Die erste Frage sollte sein: »Kann diese Therapie bei meiner Erkrankung erfolgversprechend eingesetzt werden?« Schließlich wird es auf absehbare Zeit keine Therapie geben, die bei allen Krebsarten wirksam ist, dazu ist Krebs eine zu vielseitige Erkrankung, die bei jedem Patienten eine andere Behandlung erfordert. Meldungen wie »Durchbruch im Kampf gegen Krebs« sind also von vornherein irreführend, da es kein Allheilmittel geben wird. Weiterhin sollte man sich vergewissern, wie weit die Entwicklung der Therapie fortgeschritten ist. Ein Durchbruch im Reagenzglas mag zwar ein großer Erfolg für die Forschung sein, er sagt aber nichts darüber aus, ob die Therapie auch beim Menschen wirksam ist. Oftmals musste bei derartigen Durchbrüchen später festgestellt werden, dass die Therapie beim Menschen nicht wirkt oder sogar größere Nebenwirkungen aufweist als dass sie Nutzen bringt. Selbst wenn die Substanz beim Menschen wirksam und gut verträglich ist, dauert es noch einige Jahre, bis sie an ausgewählten Testpersonen untersucht werden kann. Danach dauert es wiederum einige Jahre, bis *alle* Patienten von dieser Entwicklung profitieren, wenn sie als Medikament von den zuständigen Behörden zugelassen wird. Darüber hinaus sollten Sie beachten, dass nicht alles, was sich »Studie« nennt, auch wirklich eine anerkannte Studie ist.

Schlagzeilen über Forschungserfolge kritisch hinterfragen

Wie ausgereift Arzneimittel der Krebsforschung sind, kann man an der Entwicklungsphase erkennen, in der sich das Mittel befindet. Man unterscheidet grundsätzlich (und das ist eine weltweite Klassifikation) zwischen der vorklinischen (auch präklinischen) und der klinischen Phase. In der *vorklinischen Phase* werden interessante Substanzen noch nicht am Menschen, sondern zunächst ausschließ-

Entwicklungsphase des neuen Medikaments beachten

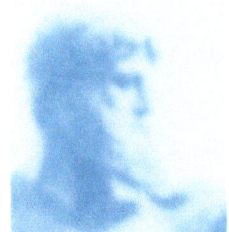

lich an Zell- und Gewebekulturen, also im Reagenzglas, erforscht und erprobt. Erweist sich eine Substanz hier als wirksam gegen Krebs, werden die Versuche auch an Versuchstieren fortgeführt. In dieser Phase ist noch nicht absehbar, ob und wie eine Substanz beim Patienten wirkt. Wenn sich also ein »Durchbruch« noch in der vorklinischen Phase befindet, hat dies für den Patienten noch keine direkte Auswirkungen. Natürlich sollte man interessante Entwicklungen verfolgen, in der Regel werden aber noch Jahre vergehen, bis die Substanz in die klinische Phase kommt, in der sie an ausgewählte Testpersonen verabreicht wird. Diese klinische Phase beginnt erst, wenn sich in den vorklinischen Tests eindeutige Hinweise gezeigt haben, dass die Substanz beim Menschen wirksam sein könnte. Bereits an dieser Schranke scheitern viele zunächst vielversprechende Entwicklungen. Solche Studien und Versuche sind nämlich kein blindes Experimentieren am Menschen. Schließlich werden zum einen nur solche Substanzen zu klinischen Tests zugelassen, deren erwarteter Nutzen den möglichen Schaden deutlich übersteigt, wenn diese Tests also in verschiedener Hinsicht vertretbar sind. Zum anderen wachen unabhängige Kommissionen über das Verfahren; weitere Informationen hierzu finden Sie beim »Bundesinstitut für Arzneimittel und Medizinprodukte« unter http://www.bfarm.de/. Die Verabreichung des »neuen« Medikaments und die Betreuung der Patienten erfolgen durch Ärzte an ausgewählten Kliniken. Damit für ein Medikament bei der Aufsichtsbehörde die Zulassung beantragt werden kann, muss es 3 klinische Testphasen durchlaufen, die sich in der Auswahl der beteiligten Patienten und dem Ziel der Tests unterscheiden. In der *klinischen Phase I* werden die Giftigkeit (Toxizität) bzw. die Verträglichkeit des Medikaments untersucht. Krebsmedikamente werden dabei ausschließlich an Tumorpatienten untersucht, für die keine bewährten Therapiemethoden mehr existieren. Ausgehend von einer niedrigen Dosierung wird die Dosis des Medikaments bei etwa jedem 3. neu in die Studie aufgenommenen Patienten gesteigert, bis die auftretenden Nebenwirkungen keine Dosiserhöhung mehr zulassen. Dies dient der Ermittlung einer maximal tolerierbaren Dosierung des Medikaments und der Abschätzung der Nebenwirkungen. Die Untersuchung der Wirksamkeit spielt in dieser Phase eine eher untergeordnete Rolle. Wichtig ist, dass jeder Patient eine konstante Dosierung erhält und bei Auftreten von gravierenden Nebenwirkungen das Präparat sofort abgesetzt wird. Daher liefert die Teilnahme an einer solchen Studie nur für wenige Patienten messbare Behandlungserfolge, da nur wenige von ihnen eine angemessene Dosis erhalten – man kennt eben die richtige Dosis noch nicht. Wenn die hier festgestellten Nebenwirkungen des Medikaments vertretbar erscheinen, beginnt die Phase II, in der es herauszufinden gilt, bei welchen Krankheitsbildern das Medikament wirksam ist und welche Form der Verabreichung günstig ist (Dosierungsschema). Patienten müssen bestimmte Erfordernisse hinsichtlich ihrer Erkrankung erfüllen, um in der *Phase II* als Testpersonen zugelassen zu werden. Meist existieren Vorgaben hinsichtlich des Krankheitsbildes, da bereits Mutmaßungen über die Wirksamkeit der Substanz in verschiedenen Krankheitsverläufen vorliegen. Darüber hinaus ist es häufig erforderlich, dass die Wirkung der Substanz auf den Tumor eines Patienten gemessen werden kann; dann bestehen Vorgaben hinsichtlich Größe, Art und Lage des Tumors. In Phase III wird die Wirksamkeit des Medikaments mit herkömmlichen Therapien verglichen. Dazu werden meist mehrere hundert Patienten ausgewählt, von denen eine Hälfte nach einem Zufallsprinzip das neue Präparat und die andere Hälfte ein bislang eingesetztes Medikament erhält. Dies führt natürlich dazu, dass nicht jeder teilnehmende Patient von der Neuentwicklung profitiert; ein Teil wird mit einer Standardtherapie behandelt. Auf jeden Fall ist es bei Krebsmedikamenten im Gegensatz zu anderen Indikationen in dieser Phase äußerst selten der Fall, dass eine sog. doppelt-verdeckte Studie durchgeführt wird, also Arzt und Patient nicht wissen, ob das neue oder ein herkömmliches Präparat verabreicht wird. Ebenso ist es bei solchen Medikamenten äußerst selten, dass die 2. Patientengruppe, mit der die Wirkung der neuen Substanz verglichen werden soll, ein Plazebo, also ein unwirksames Präparat erhält. Als Vergleichsmedikament wird häufig das beste bislang bekannte Arzneimittel eingesetzt. Erst nach erfolgreichem Abschluss dieser klinischen Tests kann die Zulassung des Medikaments bei den zuständigen Behörden beantragt werden. Der Zeitraum vom Beginn der klinischen Phase bis zur Zulassung des Medikaments beträgt in der Regel 5 Jahre.

Für die Teilnahme an einer Studie muss der Patient meist vielfältige Anforderungen erfüllen

Wie erläutert, gibt es viele Anforderungen, die an Patienten gestellt werden, wenn sie an klinischen Studien teilnehmen wollen, um neue vielversprechende (aber nicht unbedingt wirksame) Medikamente zu testen. So darf der Patient meist noch nicht oder nur kurz mit Standardtherapien behandelt worden sein, damit die Wirkung des neuen Medikaments exakt gemessen werden kann. Bei sog. adjuvanten Therapien, die den Tumor nach seiner operativen Entfernung zusätzlich schwächen sollen, muss die Operation erst vor kurzem durchgeführt worden sein. Diese Voraussetzungen sind jeweils verschieden und müssen beim Leiter der klinischen Studie erfragt werden. In vielen Fällen kann man als Betroffener nur allgemeine Informationen zur Studie erfragen. Weitergehende Informationen werden in der Regel nur an Ärzte weitergegeben.

Rechnen Sie auch damit, keine passende Studie zu finden

Setzen Sie sich bei der Suche nach neuen Therapieansätzen und klinischen Studien nicht unter Druck! Nach den obigen Erläuterungen, wie solche Studien ablaufen, ist ersichtlich, dass Sie damit rechnen müssen, *keine* geeignete Studie zu finden. Daher wäre es äußerst schädlich, wenn Sie sich einreden, Ihre derzeitige Therapie sei vollkommen wirkungslos und nur die Teilnahme an einer klinischen Studie könne Sie retten. Wenn Sie sich solche Hürden auferlegen, werden Sie mit Sicherheit enttäuscht und verzweifelt sein.

Die Entscheidung über eine Teilnahme sollte mit dem behandelnden Arzt getroffen werden

Ob die Teilnahme an einer bestimmten klinischen Studie für Sie in Frage kommt, kann nur im Gespräch mit Ihrem Arzt entschieden werden. Dabei müssen Chancen und Risiken genau abgewogen werden. Bei der Teilnahme an einer klinischen Studie ist für Sie auf jeden Fall eine Behandlung höchster Qualität gewährleistet. Selbst wenn Sie nicht das neue Präparat, sondern als Vergleichsperson das beste bisher bekannte Standardmedikament erhalten, können Sie davon profitieren. Manchmal ist diese Behandlung sogar besser als das neue Medikament! Auf der anderen Seite könnten Sie der erste sein, der ein neues wirksames Mittel erhält. Auf jeden Fall werden Sie stärker in den Behandlungsprozess einbezogen. Ob dies vorteilhaft oder nachteilig für Sie sein kann, hängt allein von Ihnen ab. Bei der Teilnahme an einer klinischen Studie unterliegen Sie meist einer intensiven Überwachung durch die beteiligten Ärzte, da an Ihnen ja die Wirksamkeit des Mittels getestet werden soll. So werden Sie sicher öfter als sonst untersucht, sie müssen regelmäßig Fragebögen ausfüllen und darüber hinaus einige Einschränkungen in Ihrem Tagesablauf in Kauf nehmen. Auf jeden Fall ist es nie wirklich sichergestellt, dass das neue Präparat wirklich besser ist als die bisherigen. Schließlich soll dies ja mit der Studie erst noch bewiesen werden.

Wie funktioniert die Teilnahme

Ob Sie an einer klinischen Studie eines neuen Arzneimittels teilnehmen, ist ganz allein Ihre Entscheidung. Dabei sollte berücksichtigt werden, welche (Standard-)Therapien Ihnen ansonsten zur Verfügung stehen. Ist die erwartete Wirkung des neuen Medikaments im Vergleich zur Standardtherapie höher zu bewerten als mögliche unerwartete Nebenwirkungen? Wie groß ist die Wahrscheinlichkeit, dass das neue Medikament versagt? Ihr Arzt wird Sie bei diesen Fragen ausführlich beraten und mit Ihnen zusammen die richtige Entscheidung treffen. Auf jeden Fall erhalten Sie vor der Zusage die erforderlichen Informationen über Ablauf, Chancen und Risiken, um gut informiert entscheiden zu können. Wichtige neue Informationen wird man Ihnen auch während der Versuchsreihe mitteilen. Natürlich haben Sie jederzeit das Recht, die Studie zu verlassen.

Fragen, die man stellen sollte

Der Entschluss, an einer Studie teilzunehmen, ist immer ein schwieriger Schritt, der gut überlegt werden sollte – auch wenn Ihre derzeitige (Standard-)Therapie nicht sehr erfolgversprechend ist. Je mehr Fragen Sie stellen, um so geringer wird die quälende Unsicherheit. Am besten nehmen Sie einen Familienangehörigen oder einen Freund mit zu den Gesprächen mit dem Arzt oder dem Leiter der Studie. Auch hier gilt: Bereiten Sie Ihre Fragen schon zu Hause vor

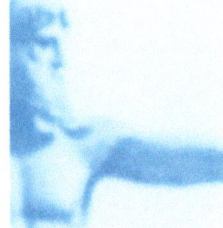

und notieren Sie sich die Antworten während des Gesprächs. Wir haben einige Fragen zusammengestellt, die Sie in diesem Zusammenhang stellen können:

- *Zur klinischen Studie:* Was ist das Ziel dieser Studie (Heilung, Schmerzlinderung oder Tumorregression)? In welcher klinischen Phase (I, II oder III) befindet sie sich? Welche Erkenntnisse haben die Ärzte aus den bisherigen Tests hinsichtlich Sicherheit, Wirkung und Nebenwirkungen gewonnen? Wie hat man diese Kenntnisse erzielt? Wer ist für die Studie verantwortlich (Unternehmen bzw. Einrichtung)?
- *Zur Behandlung:* Wann erwartet man, anhand der Ergebnisse eine Aussage hinsichtlich der Wirksamkeit machen zu können? Welche kurz- und langfristigen Chancen, Risiken und Nebenwirkungen bestehen für mich? Welche Standardtherapien kämen ansonsten für meinen Fall in Frage? Welche Unterschiede bestehen zwischen dieser herkömmlichen Behandlung und dem neuen Medikament? Welchen Behandlungen, medizinischen Tests und Verfahren werde ich mich unterziehen müssen und wie belastend wird dies für mich sein? Welche Unterschiede bestehen hier zur Standardtherapie?
- *Zum Ablauf der Studie:* Wie oft und wie lange wird die Behandlung vorgenommen? Was ist nach Abschluss der Behandlung vorgesehen? Wo werden Behandlung und Tests vorgenommen? Muss ich dafür ins Krankenhaus und für wie lange? Wann erfahre ich, wie die Behandlung anschlägt? Welcher Arzt wird für mich verantwortlich sein? Welche Auswirkungen hat die Behandlung auf meinen Tagesablauf? Kann ich zuvor mit Patienten sprechen, die an der Studie bereits teilgenommen haben? Welche Unterstützung existiert für mich und meine Familie bei einer Teilnahme?
- *Zu den Kosten:* Welche Kosten muss ich selbst übernehmen? Was übernimmt meine Krankenkasse? Muss ich bei ambulanter Behandlung die Fahrt- und Reisekosten tragen? Welche Hilfen kann ich in Anspruch nehmen? Welche rechtlichen und finanziellen Fragen sind vorher zu klären?

Wie/wo findet man solche Informationen?

Leider gibt es bislang noch kein zentrales Register, bei dem man geeignete Forschungsprojekte erfragen könnte. Es gibt zwar einige voneinander unabhängige Initiativen, solche Datenbanken aufzubauen und im Internet frei verfügbar zu machen. Sie sind jedoch auf die Mitarbeit der Forschenden angewiesen, da sie ausschließlich auf freiwilligen Meldungen basieren. So ist es z.B. nicht verwunderlich, dass die Deutsche Krebsgesellschaft, die Vereinigung deutscher Onkologen, zwar ein derartiges Register veröffentlicht, dort aber zum kleinzelligen Bronchialkarzinom nicht alle Projekte zu finden sind. Sicher gibt es zu dieser Form des Lungenkrebses mehrere hundert Projekte in Deutschland, sie wurden eben bislang noch nicht bei diesem Register angemeldet. Es bleibt zu hoffen, dass sich hier in den nächsten Jahren eine positive Entwicklung ergibt. Bis dahin bleibt dem Patienten nichts anderes übrig, als das Internet selbst intensiv zu durchforsten. Suchen Sie dabei nicht nur vollkommen neue Medikamente! Sehr oft werden in der Krebsforschung auch neue *Kombinationen* bekannter Medikamente und Verfahren erprobt, die sich als äußerst wirkungsvoll erweisen. Hier handelt es sich meist um die Kombination zwischen einem Chemotherapeutikum, der Bestrahlung und/ oder einem Medikament. Oftmals wird auch erprobt, welche Behandlungen vor oder nach einer operativen Entfernung des Tumors den Erfolg der Operation verstärken. In manchen Fällen wird auch die Wirkung von Krebsmedikamenten, die bislang nur bei einer bestimmten Krebsart angewendet wurden, bei anderen Krebsarten erforscht. Auf jeden Fall sollten Sie klinische Studien nach der wissenschaftlichen Bezeichnung Ihrer Krebsart suchen. Auf diese Weise können Sie Therapien, die bei Ihrem Fall gar nicht in Betracht kommen, von vornherein ausschließen. Auch hier kann Ihnen ein Behandlungstagebuch *[S. 62]* sehr hilfreich sein. Alle hierbei auftretenden Fragen sollten Sie unbedingt mit Ihrem Arzt besprechen.

Es gibt verschiedene Wege, wie Sie neue Therapieansätze suchen können. Sie sollten jeden Weg gründlich verfolgen und zum nächsten Schritt wechseln, wenn Sie das Gefühl haben, nicht fündig zu werden:

Die einfachste Möglichkeit ist natürlich, vorhandene Register von klinischen Studien zu nutzen. Solche Register finden Sie im Internet z.B. bei der Deutschen Krebsgesellschaft http://www.studien.de/. Diese Datenbank gehört zu den umfangreichsten öffentlich zugänglichen in Deutschland. Eine europäische Datenbank finden Sie unter http://www.eortc.be/ bei der »European Organization for Research and Treatment of Cancer«. Leider sind hierzulande jedoch nur wenige Studien in derartigen Registern erfasst, da die Aufnahme auf freiwilligen Meldungen beruht. Im Gegensatz dazu gibt es in den USA wirklich umfassende Register. Eine äußerst effiziente Suchmaschine über US-amerikanische Studien finden Sie beim Krebsforschungsinstitut der USA unter http://cancertrials.nci.nih.gov/. Weitere Datenbanken von klinischen Studien finden Sie unter http://www.centerwatch.com/ sowie http://www.cochrane.de/. Eventuell finden Sie in den USA klinische Studien, an denen auch Patienten in Deutschland teilnehmen können. Auf jeden Fall können Sie sich über das Spektrum der Ansätze für Ihre Krebsart informieren. Mit diesen Informationen können Sie sich dann auch auf die Suche nach vergleichbaren Projekten in Deutschland machen. Denn auch hier gilt, je mehr Sie bereits wissen, desto besser können Sie suchen.

Beispiel Eine vielleicht geeignete Therapiestudie können Sie im Deutschen Krebsstudienregister unter http://www.studien.de/ auf verschiedene Weise finden *(Abb. 5.1)*. Hierzu können Sie, wenn Sie ausreichend Informationen haben, die unten beschriebenen Suchbegriffe kombinieren, es besteht aber auch die Möglichkeit, nur einen einzelnen Suchbegriff anzugeben. Möchten Sie alle Therapien finden, die z. Z. zu einer bestimmten Krebsart durchgeführt werden, dann wählen sie im Feld *Diagnosegruppen* die entsprechende Erkrankung aus. Haben Sie ganz klare Vorstellungen, welche *Studienart* (z.B. eine Therapie) Sie finden wollen, dann ist die Suchoption Studienart nützlich. Soll sich das getestete Medikament in einer bestimmten klinischen Phase befinden, dann müssen sie diese unter *Studientyp* auswählen. Unter der Rubrik *Therapieverfahren* hingegen können ganz allgemein Therapiemethoden wie z.B. eine Chemotherapie oder eine Operation ausgewählt werden und unter *Wirkstoff* ein bestimmtes sich im Test befindliches Medikament. Es kann aber auch sein, dass Sie beispielsweise aus einem Zeitungsbericht nur den Namen des die Studie durchführenden Arztes kennen, dann suchen Sie diesen unter *Studienleiter*. Schließlich können Sie Ihre Suche noch durch Auswahl eines bestimmten *Sponsors* und nach dem Kriterium der *Auszeichnung* (Gütesiegel) der Studien durch die Deutsche Krebsgesellschaft einschränken.

Abb. 5.1.
Die Suchmaske des Deutschen Krebsstudienregisters

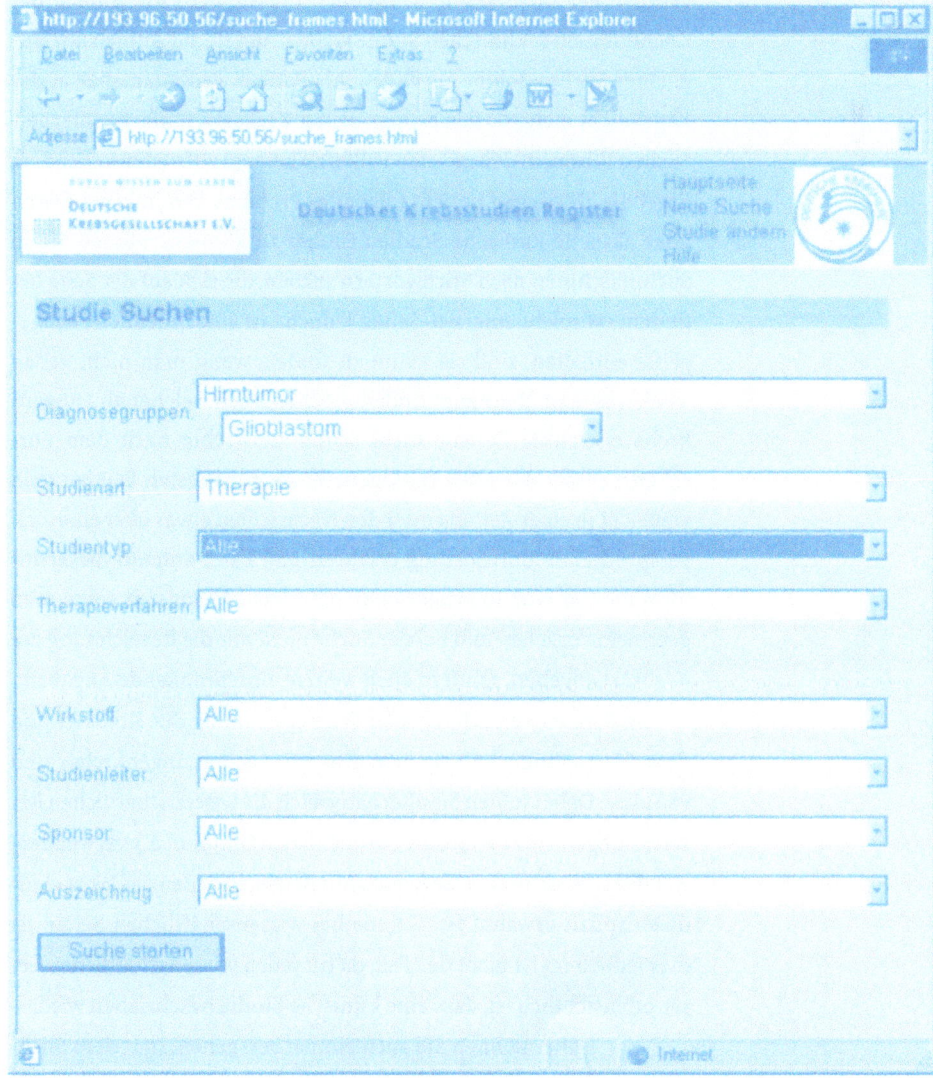

Wie erläutert, sind solche Register derzeit aber nur bedingt hilfreich, da sie lediglich einen Teil der aktuellen Forschung beinhalten. Auch in Internet-Verzeichnissen gibt es derzeit noch keine Rubriken zum Thema Krebsforschung; dies wird sich jedoch hoffentlich in den nächsten Jahren (oder Monaten?) ändern. Daher bleibt als weitere Möglichkeit die Suche mit Hilfe einer Suchmaschine. Hier stellt sich jedoch das Problem, wie man geschickt etwas sucht, was man eigentlich gar nicht kennt. Schließlich müsste man die genaue Bezeichnung einer klinischen Studie kennen, um sie auf Anhieb mit Hilfe einer Suchmaschine zu finden. Als Patient weiß man aber in der Regel nicht mehr als den Namen seiner Krebsart. Einfache Internet-Suchen führen in den meisten Fällen zu keinem zufriedenstellendem Ergebnis. Deswegen besteht folgendes Problem: Um Internet-Seiten über aktuelle klinische Studien finden zu können, müssen Sie in Suchmaschinen nach Stichwörtern suchen, die sich auf der Seite befinden. Da solche Internet-Seiten jedoch fast ausschließlich Fachbegriffe enthalten, sind sie kaum zu finden, wenn man nicht genau weiß, was man überhaupt finden möchte. Doch welcher an Lungenkrebs erkrankte Patient sucht schon zielstrebig nach dem Forschungsansatz der Anti-Angiogenese? Im günstigsten Fall hat man vielleicht in einer Zeitung oder den Nachrichten etwas über eine vielversprechende Entwicklung erfahren und kann anhand dieser Informationen eine Internet-Suche betreiben. Ansonsten sollte man geschickt vorgehen und bei der Suche nicht nur die Bezeichnung der Krebsart angeben, sondern auch weitere einschränkende Angaben:

Sie können versuchen, nach der Bezeichnung der Krebsart und dem Wort »Studie« zu suchen, also z.B. nach »Lungenkrebs« und »Studie«. Dabei sollten Sie alternativ auch die wissenschaftlichen Bezeichnungen Ihrer Krebsart (Bronchialkarzinom u. ä.) verwenden. Auf diese Weise finden Sie jedoch nur Seiten, in denen das Wort »Studie« explizit erwähnt ist. Gerade bei wissenschaftlichen Seiten ist dies jedoch meist nicht der Fall, da für jeden wissenschaftlichen Leser offensichtlich ist, dass eine klinische Studie beschrieben wird.

Daher können Sie auch einmal versuchen, statt dem Stichwort »Studie« eine andere Einschränkung zu verwenden. Sie können nämlich auch vorgeben, dass die Suchmaschine nur bestimmte Seiten durchsucht. Im Falle der klinischen Studien erscheint es angebracht, auch einmal nur auf den Seiten von Universitäten und Hochschulen zu suchen. Denn die klinische Forschung findet ja zu einem großen Teil in den Universitäten und den angeschlossenen Kliniken statt. Bei der Suchmaschine Altavista http://www.altavista.de/ kann man eine solche Einschränkung durch den Zusatz »host:uni*« vornehmen. »host:« bedeutet, dass das folgende Wort im Namen des Servers, also dem 1. Teil der Internet-Adresse vorkommen soll. Mit »host:uni*« beschränken Sie die Suche auf alle Internet-Adressen, die das Kürzel »uni« in Ihrem Servernamen tragen und das sind eben gerade die Universitäten. Deren Internet-Adressen setzen sich nämlich meist aus dem vorangestellten »uni« und dem Namen der jeweiligen Stadt zusammen, also *uni-heidelberg.de* für die Internet-Seiten der Universität Heidelberg. Beim viel zitierten Lungenkrebs suche man in Altavista also mit *host:uni*lungenkrebs* bzw. mit *host:uni*bronchialkarzinom* (diese Möglichkeit der Einschränkung besteht nicht bei allen Suchmaschinen. Nähere Informationen erhalten Sie im Hilfemenü der jeweiligen Suchmaschine).

Eine weitere Suchmöglichkeit bietet sich im Online-Archiv der Ärztezeitung. Gerade vielversprechende klinische Studien werden oftmals in Artikeln der Ärztezeitung vorgestellt. Unter http://www.aerztezeitung.de/ finden Sie im Themenindex »K« die Rubrik Krebs, bei der Sie nach dem Titel unter allen Artikeln auswählen können. Es lohnt sich, diese einmalige Informationsquelle zu nutzen. Denn auch wenn sich in der Rubrik Krebs nur wenige Artikel mit klinischen Studien befassen, werden Sie sicherlich an dem einen oder anderen Artikel »hängenbleiben«. Alternativ können Sie auch die eingebaute Suchmaschine der Ärztezeitung nutzen und direkt nach einer bestimmten Krebsart suchen.

Die letzte und aufwendigste Möglichkeit besteht darin, direkt die Internet-Seiten von Organisationen anzuschauen, bei denen man Informationen über klinische Studien oder auch geeignete Ansprechpartner finden kann: Pharmafirmen, Universitäten, Forschungseinrichtungen, Tumorzentren und Kliniken. Aktuelle Listen von Internet-Adressen solcher Institutionen finden Sie im Krebs-Kompass unter http://www.krebs-kompass.de/. Welche Firmen der pharmazeutischen Industrie Krebsforschung betreiben, erfahren Sie beim Verband Forschender Arzneimittelhersteller unter http://www.vfa.de/. In der Rubrik »Forschungsschwerpunkte: Krebs« sind alle Unternehmen samt Internet-Adressen aufgelistet, die in Deutschland Krebsforschung betreiben. Weiter können Sie den Links auf der Seite des Deutschen Krebsforschungszentrums in Heidelberg http://www.dkfz-heidelberg.de/ und der Deutschen Krebsgesellschaft http://www.krebsgesellschaft.de/ folgen. Die Deutsche Krebsgesellschaft bietet auch eine hilfreiche Broschüre zu Therapiestudien an.

Alternative Therapien

Bei dem Begriff »alternative Therapien« besteht eine große Verwirrung, welche Methoden man genau dazu zählen soll, ob sie sinnvoll sind und ob sie überhaupt als »Therapie« bezeichnet werden sollten (Einigkeit besteht zumindest darüber, dass sie nicht zu den Standardmethoden der Schulmedizin gehören). Diese Verwirrung wird nicht zuletzt dadurch noch gefördert, dass sie je nach Anschauung und Standpunkt auch als additive, paramedizinische, unkonventionelle, ganzheitliche, komplementäre oder biologische Methoden bezeichnet werden. Hieran ist bereits ersichtlich, wie umstritten diese nichtschulmedizinischen Therapien sind (und dies teilweise zu Recht). Doch während mancher Arzt die in seinen Augen unbewiesenen Therapien strikt ablehnt und mancher Verfechter alternativer Sichtweisen wiederum die Schulmedizin völlig ablehnt, sind wir der Meinung, dass die Entscheidung für oder wider eine bestimmte Therapie letztendlich Ihnen, dem Patienten, obliegt. Wie sollen Sie sich aber entscheiden, wenn sie die alternativen Therapien nicht einzuschätzen vermögen oder vielleicht Ihr Arzt sich sogar weigert, Sie diesbezüglich zu informieren und zu unterstützen. Als Grundregel gilt, dass Sie sich über alle Therapien – ganz gleich ob Schulmedizin oder alternative Heilmethode – für die Sie sich interessieren, ausreichend informieren sollten. Auf keinen Fall sollten Sie sich für oder gegen eine bestimmte Behandlung entscheiden, ohne sich vorher intensiv informiert zu haben. Diesen Maßstab sollten Sie natürlich auch bei der »Schulmedizin« anlegen. Denn auch wenn die Therapie, die Ihnen Ihr Arzt vorschlägt, sich letztendlich als die einzig wirksame herausgestellt hat, müssen Sie wirklich vollkommen davon überzeugt sein. Schließlich wird es für Sie kaum ermutigend sein, wenn Sie eine bestimmte Therapie verordnet bekommen, ohne dass Sie die Möglichkeit gehabt hätten, auf der Grundlage der notwendigen Informationen selbst zu entscheiden. Obwohl wir auch der Meinung sind, dass viele »alternative« Therapien eher auf den schnellen Profit abzielen als darauf, dem Patienten wirklich zu helfen, möchten wir Sie dazu ermutigen, auf jeden Fall Ihre Informations- und Entscheidungsfreiheit zu nutzen. Falls Sie beispielsweise in einer Zeitschrift von einem »Wundermittel« erfahren, sollten Sie das Internet benutzen, um sich weitergehende Informationen zu suchen. Seien Sie kritisch und suchen Sie gerade auch nach negativen Eigenschaften dieser Heilmethode.

Auf jeden Fall sollten Sie vorsichtig und kritisch sein. Schließlich wird in Bezug auf Krebstherapien vieles versprochen, was sich letztendlich als unrealistisch herausstellt. Daher erscheinen die alternativen Behandlungsmethoden vor dem Hintergrund der vielen Versprechungen und Gerüchte oft als besonders erfolgreich, denn kein vernünftiger Arzt würde Ihnen versprechen, dass man die aggressiveren Krebserkrankungen mit Chemotherapie und Bestrahlung *mit Sicherheit* oder *ohne Komplikationen* heilen könnte. Gerade im Internet ist es nur sehr schwierig nachzuprüfen, ob die gemachten Angaben (eher Versprechungen) auch mit der Realität übereinstimmen. Nutzen Sie daher die Möglichkeiten, sich vor unseriösen Seiten zu schützen *[S. 90]*. Darüber hinaus sollten Sie gerade hier Kontakt mit Ihrem Arzt halten, denn er kann Ihnen Probleme und Sachverhalte verständlich erläutern und eine kritische Einschätzung vornehmen. Bedenken Sie, dass kein Arzt wirksame Methoden weder ablehnen würde noch dürfte. Auf der anderen Seite gibt es viele Beispiele, wie durch solche »alternativen« Behandlungen echte Heilungschancen durch Schulmedizin verpasst werden. Daher sollten Sie sich nicht

Seien Sie optimistisch, bleiben Sie aber realistisch

dazu hinreißen lassen, durch (unwirksame) alternative Methoden wertvolle Zeit zu vergeuden. Im Anfangsstadium sind die meisten Krebserkrankungen mit der Schulmedizin relativ erfolgreich zu behandeln. Gehen Sie daher sofort zum Arzt und lassen Sie sich über seine Behandlungsvorschläge und die Behandlungsaussichten umfassend informieren. Auch wenn es verlockend erscheint, erst einmal alternative Methoden ohne Nebenwirkungen und Belastungen auszuprobieren, sollten Sie sich über den Zeitverlust im Klaren sein! Auf jeden Fall kann es aber hilfreich sein, nicht *alternative* sondern *komplementäre* Heilverfahren zu ergreifen. Wir nennen sie hier »komplementär«, da sie nicht die Arbeit des Arztes ersetzen sollen, sondern darauf abzielen, ihn wirksam zu unterstützen. Sie können auch angewendet werden, um Beschwerden oder Nebenwirkungen zu lindern. Trotz aller medizinischen Fortschritte sind die Heilungsaussichten bei vielen Krebserkrankungen doch relativ begrenzt. Alternative Methoden erscheinen dann als »letzter Strohhalm«, nicht zuletzt aufgrund der unrealistischen Darstellungen. Die folgenden Fragen sollen Ihnen Anhaltspunkte für eine Beurteilung einer Therapie geben:

- Wie lange wird diese Methode schon praktiziert? (wenn sie auch nach Jahrzehnten noch nicht offiziell anerkannt ist, ist sie wahrscheinlich unwirksam).
- Ist die Methode eigenartig, unverständlich, geheimnisvoll, an bestimmte Personen oder Orte gebunden? (je geheimnisvoller, desto unwahrscheinlicher die Wirksamkeit).
- Hat die Behandlung überwiegend »Erfolg« oder sind auch Misserfolge bekannt? (falls nur Erfolge versprochen werden, ist äußerste Vorsicht angebracht).
- Hat die Behandlung auch Nebenwirkungen? (Ohne Nebenwirkungen ist meist auch keine Wirkung zu erwarten).
- Werden strenge Diäteinschränkungen verlangt? (gesunde Ernährung in Ehren, unbegründete und einschneidende Verbote sind abzulehnen).
- Bekämpfen die Vertreter dieser Methode die »Schulmedizin«? (Angriffe und Verleumdungen ersetzen keine Beweise!).

Lassen Sie sich nicht durch (pseudo-)wissenschaftliche Begriffe einschüchtern oder beeindrucken. Gerade die »Geschäftemacher« verwenden oftmals Phantasiebegriffe oder Erläuterungen, die an wissenschaftliche und medizinische Diagnosen bzw. Therapien erinnern. Dadurch soll versucht werden, Kompetenz und Wissenschaftlichkeit vorzutäuschen, die ganz und gar nicht vorliegen. Darüber hinaus soll dem potenziellen Kunden ein kritisches Hinterfragen unmöglich gemacht werden. Denn der Vertreter der alternativen Methode versteckt sich hinter seinen Fachbegriffen und bleibt ihnen so eine echte Antwort schuldig. Man wird sich irgendwann scheuen, weiter zu fragen. Schließlich muss der Gesprächspartner ja kompetent sein und eine anerkannte Meinung vertreten, wenn er Begriffe verwendet, die ich nicht verstehe. Falls eine alternative Therapie oder Sichtweise etwa im Rahmen einer Präsentation vor einer Gruppe von Menschen propagiert wird, ist man als Kritiker zusätzlich noch der Gefahr ausgesetzt, lächerlich gemacht zu werden. Die Vortragenden sind meist rhetorisch geschult und verstehen es, jeden, der ihnen durch lästiges Fragen »auf die Schliche kommt«, als unqualifiziert und ungebildet hinzustellen. Doch wie können Sie sich vor solchen Methoden schützen?

Pseudobegriffe sollen Sie mundtot machen

- Schauen Sie »angebliche« Fachbegriffe, die Ihnen sonderbar vorkommen, in medizinischen Nachschlagewerken (z.B. dem Roche-Lexikon oder dem Pschyrembel) nach. Sollten Sie *keinen* der Begriffe dort finden können, so haben Sie wahrscheinlich eine Phantasiesprache vor sich.
- Sprechen Sie auf jeden Fall mit unbeteiligten Dritten, am besten aber mit Ihrem Arzt oder einer geschulten Person *[S. 110]* über das Erlebte. Wer selbst nicht die gut gestrickten Präsentationen miterlebt hat, verfügt über ein größeres Maß an gesundem Misstrauen. Die Versprechungen über die Wirksamkeit eines »Präparats« oder eines »Gerätes« kann meist nur der Arzt richtig einschätzen. Die Wirksamkeit wird meist so detailliert und anschaulich dargestellt, dass sie vollkommen überzeugend wirkt. Meist lehnt sie sich an anerkannte medizinische Verfahren an, indem man Ihnen z.B. weißmachen will, das angepriesene Gerät

zerstöre die Krebszellen durch irgendwelche Strahlen, Pardon: durch »Helix-interzelluläre Felder« oder so.

Bei der Suche nach kritischen Informationen zu einzelnen alternativen Methoden können die untenstehenden Links von großem Nutzen und erste Anlaufstelle sein:

1) »Kommission Methoden mit unbewiesener Wirksamkeit in der Onkologie« der Deutschen Krebsgesellschaft e. V. unter http://www.krebsgesellschaft.de/.
2) Eine äußerst kritische, umfassende Darstellung finden Sie bei *Quack Wacht* (in Anlehnung an »Quacksalberei«) unter http://neuropsychiater.org/quackw.htm. Kritische Informationen zu fragwürdigen alternativen Methoden bei Krebs finden Sie unter http://neuropsychiater.org/krebsi.html.
Die englische Originalausgabe Quackwatch finden Sie unter http://www.quackwatch.com/.
3) Einen englischsprachigen Ausgangspunkt finden Sie beim Center for Alternative Medicine Research in Cancer an der University of Texas unter http://www.sph.uth.tmc.edu/utcam/.
Links finden Sie bei OncoLink unter http://www.oncolink.upenn.edu/specialty/complementary/.

Kliniken, Tumorzentren und Ärzte

In vielen Fällen äußern Patienten den Wunsch, von »Spezialisten« (spezialisierten Kliniken oder Koryphäen) behandelt zu werden. Inwieweit dieser Wunsch im Einzelfall angemessen ist, kann hier nicht weiter diskutiert werden. Auf jeden Fall gibt es Unterschiede zwischen den einzelnen Erkrankungen sowie dem jeweiligen Einzelfall. So gibt es einige Krebserkrankungen, die in quasi jedem Krankenhaus und von jedem Facharzt behandelt werden können. Anderseits gibt es wiederum Patienten, denen von Spezialisten sicherlich besser geholfen werden könnte, etwa aufgrund neuester Forschungsergebnisse. Einen solchen Wunsch sollten Sie unbedingt mit Ihrem behandelndem Arzt besprechen, auch wenn die Gefahr besteht, dass er

»menschlich« reagiert, da er den Eindruck hat, Sie würden ihm nicht vertrauen. Sprechen Sie Ihre Ängste offen an! Fragen Sie ihn, inwieweit er sich die Fachkenntnisse und die Erfahrung zuschreibt. Falls Ihr Eindruck begründet ist, dass Ihnen von einem anderen Arzt oder in einem anderen Krankenhaus besser geholfen werden könnte, sollten Sie eigentlich mit jedem Arzt sachlich darüber sprechen können. Natürlich sollten Sie pauschale Aussagen vermeiden, die das Gespräch belasten können. Die beste Möglichkeit, einen geeigneten Spezialisten zu finden, ist natürlich über den eigenen Arzt. Schließlich kennt er ja genau Ihre Krankengeschichte. Eine andere Möglichkeit der Suche besteht über andere Patienten mit derselben Erkrankung oder über Selbsthilfegruppen *[S. 147]*. Der Vorteil besteht darin, dass andere Betroffene Ihnen nicht nur Auskunft über die jeweiligen Fachkenntnisse geben können, vielmehr kann man Ihnen auch Adressen (d. h. Ärzte und Kliniken) nennen, bei denen der Patient im Mittelpunkt steht. Informationen zu Kliniken und Krankenhäusern finden Sie im Internet bei der Deutschen Krankenhausgesellschaft http://www.dkgev.de/.

Tumorzentren sind regionale Kooperationsverbünde von Krankenhausärzten und niedergelassenen Ärzten, die sich schwerpunktmäßig mit der Verhütung, Erkennung, Behandlung und Nachsorge von Tumorerkrankungen befassen. Meist sind auch universitäre und sonstige Forschungseinrichtungen der Region Kooperationspartner. Ziel der Tumorzentren ist die stetige Verbesserung von Prävention, Diagnostik, Therapie und Nachsorge von Tumorerkrankungen durch die intensive, fachgebietsbezogene und fachgebietsübergreifende Kooperation der onkologischen Schwerpunkte der beteiligten Kliniken und der niedergelassenen Ärzte. Die hieraus resultierende Netzwerkstruktur soll sicherstellen, dass für alle Krebspatienten im Einzugsbereich des Tumorzentrums eine optimale Versorgung nach dem jeweils neuesten medizinischen Kenntnisstand organisiert werden kann. Dabei behandelt das Tumorzentrum die Patienten nicht selbst, sondern die Behandlung wird von den einzelnen Mitgliedern in Eigenverantwortung wahrgenommen. Eine Liste der Tumorzentren in Deutschland finden Sie im Krebs-Kompass unter http://www.krebs-kompass.de/.

Eine in diesem Zusammenhang oft gestellte Frage ist die des *geeigneten* Arztes. Nach welchen Kriterien sollte man seinen Arzt beurteilen? Schließlich sollte man wirklich von seinem Arzt überzeugt sein, damit man sich ihm voll anvertrauen und seine Empfehlungen berücksichtigen kann. Die folgenden Punkte können Ihnen hierbei und als Argument beim Gespräch mit Ihrem Arzt vielleicht helfen:
- Hat Ihr Arzt eine spezielle Weiterbildung und besondere Erfahrung in der Krebsbehandlung?
- Arbeitet er mit anderen Ärzten/Spezialisten zusammen?
- Hört er Ihnen zu? Berücksichtigt er Ihre Fragen und Ängste?
- Erklärt er Ihnen die Krankheitssituation und die Behandlungsmöglichkeiten? Spricht er auch über Nebenwirkungen und Risiken?
- Gibt er Ihnen eine Perspektive? Welche Behandlung und Kontrollmaßnahmen plant er für die nahe Zukunft?
- Lässt er Ihnen die letztendliche Entscheidung für oder gegen eine bestimmte Therapie, nachdem er Sie gründlich informiert hat?
- Ist er für Sie bei Beschwerden oder Komplikationen ansprechbar? Bietet er Ihnen an, ihn jederzeit anrufen zu können?

Ob die Suche nach einem niedergelassenen Arzt (»Praxisarzt«) im Internet viel Sinn macht, können wir nicht beurteilen. Jedenfalls gibt es viele Verzeichnisse, in denen man Ärzte mit bestimmten Suchkriterien auswählen kann. Einige Beispiele für solche Verzeichnisse sind: http://www.arzt-auskunft.de/, http://www.doktoren.net/, http://www.lifeline.de/, weitere Adressen finden Sie z.B. auch bei der Theodor-Springmann-Stiftung unter http://www.tss-datenbank.de/.
Wichtig sind auch die Internet-Adressen der öffentlich-rechtlichen Vereinigungen:
- Ärztekammern der Länder:
  http://www.blaek.de/kfm/melde/kammern.htm,
- Bundesärztekammer:
  http://www.bundesaerztekammer.de/,
- Kassenärztliche Vereinigungen:
  http://www.dgn-internet.de/doc/public/Anbieter/KABV/.

Zweitmeinung

In bestimmten Situationen kann es vorteilhaft sein, eine 2. Meinung (engl. Second Opinion) einzuholen, um beispielsweise die Diagnose, den Therapieplan bzw. die Behandlungsaussichten durchleuchten zu können. Es besteht grundsätzlich die Möglichkeit, dass die 1. Meinung auf einer unrichtigen Diagnose beruht oder neue Therapiemöglichkeiten nicht in Betracht gezogen wurden. Eine 2. Meinung ist nicht nur dann von Vorteil, wenn Sie zu einem anderen Urteil gelangt als die 1. Meinung. Sie kann dem Patienten auch helfen, sich wirklich *überzeugt* für eine vorgeschlagene Therapie zu entscheiden. Bei Patienten, die eine 2. Meinung einholen möchten, liegen in der Regel die folgenden Situationen vor:

Keine Scheu vor einer Zweitmeinung – es ist Ihr Leben

- Der Patient kann sich z.B. aufgrund einer »unsicheren« Diagnose nicht für die vorgeschlagene Therapie entscheiden oder er möchte den Therapieplan selbst mitgestalten etwa im Sinne komplementärer Methoden.
- Der behandelnde Arzt gibt Ihnen keine Hoffnung mehr und bricht die Therapie ab. In diesem Fall hat der Patient nichts mehr zu verlieren. Mit dem Einholen einer 2. Meinung können evtl. neue Behandlungschancen aufgedeckt werden wie etwa die Teilnahme an einer klinischen Studie *[S. 126]*.
- Der Patient hat zum behandelnden Arzt kein Vertrauen mehr. In diesem Fall wäre dies keine 2. Meinung, sondern vielmehr eine »ganz neue« Meinung. Gerade wenn Patienten von ihrem Arzt lapidar gesagt bekommen »es wird jetzt Zeit, Ihre Papiere zu ordnen«, sollte dies ein Anlass sein, den Arzt zu wechseln. Leider wurde uns schon öfter von solchen Fällen berichtet, in denen der behandelnde Arzt dem ihn anvertrauten Patienten derart »abgefertigt« hat.
- Wenn die Krebsart selten ist, ist es auf jeden Fall vorteilhaft, den Rat eines Experten einzuholen. Es kann sein, dass Sie direkt einen Experten aufsuchen; es sollte aber auch möglich sein, dass sich Ihr behandelnder Arzt mit seinen Fragen an einen Experten wendet.

- Manchmal kann nicht festgestellt werden, wo der ursprüngliche Tumor sitzt. Es wurden zwar Metastasen gefunden, der echte »Krebsherd« kann jedoch nicht lokalisiert werden; man weiß nur, dass es einen gibt. Dies nennt man »CUP-Syndrom« (engl. carcinoma of unknown primary) oder »Karzinom mit unbekanntem Primärtumor«. In solchen Fällen kann meist keine effektive Therapie erfolgen, weil dazu das Wissen um den Primärtumor unbedingt notwendig ist.
- Der Patient wird beispielsweise in einem kleineren Krankenhaus behandelt und befürchtet, dass dort der Behandlungsstandard niedriger ist und die Ärzte über nicht genügend Erfahrung verfügen.

Ob eine 2. Meinung eingeholt werden sollte, hängt jedoch größtenteils vom Patienten selbst, seiner Einstellung und seinem Umfeld ab. Die oben stehende Liste kann daher also nur eine Richtschnur sein für die typischen Fälle, in denen Patienten eine 2. Meinung einholen. Grundsätzlich gilt: Eine 2. Meinung sollte ggf. eingeholt werden, regelrechte Meinungsumfragen bei zahlreichen Ärzten schaden letztendlich jedoch mehr als sie nützen. Denn wie sollen Sie sich entscheiden, wenn Ihnen jeder etwas anderes rät? Deshalb kommt der Auswahl des Arztes eine ganz besondere Bedeutung zu.

Das Einholen einer 2. Meinung bringt für den Patienten jedoch auch zusätzliche Belastungen mit sich, die es zu berücksichtigen gilt. Denn auf jeden Fall muss sich der Patient intensiv mit seiner Krankheit auseinandersetzen; er muss seine Wünsche und Ziele formulieren; er muss die notwendigen Unterlagen zusammenstellen (z.B. ein Behandlungstagebuch [S. 62]). Er muss die Strapazen auf sich nehmen und evtl. für einige Tage in eine andere Stadt fahren, um dort einen Spezialisten oder eine spezialisierte Klinik aufzusuchen.

Bei telefonischen Beratungsstellen wie etwa dem Krebsinformationsdienst am Deutschen Krebsforschungszentrum http://www.krebsinformation.de/ kann man dagegen keine 2. Meinung einholen, sondern nur Informationen. Die Informationen, die Sie dort erfragen können, gelten nicht für Ihren Einzelfall, sondern sind allgemeiner

Natur. Eine fundierte 2. Meinung kann sich nur ein Arzt bilden, der Ihre Krankheitsgeschichte genau kennt und Sie auch persönlich untersucht und zu Ihrer Krankheit befragt hat. Vielleicht wenden Sie sich an die Ambulanz des nächsten Tumorzentrums. Eine Liste der Tumorzentren in Deutschland finden Sie unter http://www.krebs-kompass.de/.

Selbsthilfegruppen und Erfahrungsaustausch

Der Erfahrungsaustausch mit Betroffenen in aktiven Selbsthilfegruppen kann eine sinnvolle Ergänzung zu Arztgespräch und eigener Recherche darstellen. Hier ist Wissen durch persönliche Erfahrung vorhanden, das sonst in dieser Form nicht zu finden ist. Denn hier kann jeder Einzelne besser als Außenstehende die typischen Fragen und Probleme eines Betroffenen verstehen, wenn es um Therapien, Nachsorge, Krankenhäuser etc. geht.

Die Suche nach Selbsthilfegruppen über das Internet birgt aber einige Schwierigkeiten. Zum einen unterhalten die wenigsten Gruppen eigene Internet-Seiten und zum anderen möchte der Betroffene verständlicherweise eine Selbsthilfegruppe in seiner nächsten Umgebung finden, die er problemlos erreichen kann. Für die Suche nach Selbsthilfegruppen in der nächsten Umgebung eignen sich insbesondere lokale Verzeichnisse wie http://www.meinestadt.de/, die nur Seiten einer bestimmten Region aufführen. Weitere lokale und regionale Verzeichnisse finden Sie in *Tabelle 5.1*. Die Suche beginnt mit der Eingabe des Namens des Wohnortes oder der nächst gelegen größeren Stadt. Von hier gelangt man auf Seiten, die nur Einträge für die gewählte Stadt beinhalten. Neben Infos zu diversen Veranstaltungen findet man meist in den Rubriken »Gesundheit & Hilfe« und/oder »Persönliche Homepages« bestehende Selbsthilfegruppen. Hierbei muss immer beachtet werden, dass solche Verzeichnisse nur Gruppen enthalten, die sich selbst eingetragen haben. Es kann also gut möglich sein, dass es in der gesuchten Stadt Selbsthilfegruppen gibt, die sogar eine eigene Homepage besitzen, die aber in keinem lokalen Verzeichnis aufgeführt werden. Hier kann man dann nur ver-

Tabelle 5.1	Lokale und regionale Verzeichnisse
Internet-Adresse	Bemerkungen
http://www.meinestadt.de/	–
http://www.yahoo.de/	Rubrik: "Städte und Länder"
http://www.dino-regional.de/	–
http://www.web.de/	Rubrik: "Regional"

suchen, mit einer Suche in einer überregionalen Suchmaschine eine geeignete Selbsthilfegruppe zu finden. Als Suchwörterkombination können Sie folgende Wörter verwenden: *Selbsthilfegruppe*, der *Name der Stadt* und *Krebs* (oder die spezielle Erkrankung wie etwa Lungenkrebs). Sie sollten jedoch auch in Städten in Ihrer näheren Umgebung suchen, da es erfahrungsgemäß schwierig ist, eine entsprechende Selbsthilfegruppe zu finden. Vielleicht wenden Sie sich an NAKOS (Nationale Kontakt- und Informationsstelle zur Anregung und Unterstützung von Selbsthilfegruppen) unter http://www.nakos.de/, wo Sie weitere Adressen erfragen können. Darüber hinaus werden Adressen und Ansprechpartner von Selbsthilfegruppen auch häufig in Tageszeitungen angegeben.

Der persönliche Austausch mit anderen Betroffenen ist unersetzbar

Neben dem Besuch von Selbsthilfegruppen kann der Betroffene natürlich auch den Erfahrungsaustausch mit Betroffenen über das Internet pflegen. Hierzu gibt es unzählige Homepages von Betroffenen, auf denen sich die unterschiedlichsten Informationen, angefangen von der e-Mail-Adresse zum direkten Austausch, bis hin zur Krankheitsgeschichte mit kompletter Krankenakte finden. Da viele Hilfesuchende vielleicht nicht das Haus verlassen möchten oder können und sich auch ein Stück Anonymität bewahren möchten, stellt hier das Internet eine einmalige Chance dar, den Kontakt nach außen nicht zu verlieren und aktiv an seiner Behandlung mitzuwirken. Denn der Austausch mit anderen ist mehr als wichtig, man kann nicht alle erforderlichen Informationen selber finden und auch selbst beurteilen. Wie eine Therapie theoretisch abläuft, kann auch der Arzt erklären, aber was man dabei psychisch und physisch erlebt, das kann nur ein Betroffener wissen.

Nachsorge

Nach einer mehrmonatigen Krebstherapie mit Operation, Bestrahlung bzw. Chemotherapie beginnt die Tumornachsorge. Hier geht es darum, den Gesundungsprozess zu unterstützen und den weiteren Verlauf der Heilung zu überwachen. Gerade bei größeren operativen Eingriffen sowie belastenden Chemotherapie-Behandlungen sind Rehabilitationsmaßnahmen erforderlich, um die körperliche Leistungsfähigkeit soweit wie möglich wiederherzustellen. Darüber hinaus kann der Patient bei Bedarf psychologische und soziale Unterstützung in Anspruch nehmen. Herausragender Bestandteil der Tumornachsorge ist es, ein mögliches Wiederauftreten der Krebserkrankung so früh wie möglich zu erkennen. Abhängig von der Art der Krebserkrankung sowie anderer Faktoren besteht immer ein individuelles Risiko, dass die im Körper verbliebenen Krebszellen an der gleichen oder an anderen Stellen neue Geschwulste entwickeln. Denn es kann niemals Sicherheit bestehen, dass alle Krebszellen vollständig entnommen oder abgetötet worden sind.

Für weitere Informationen benutzen Sie für Ihre Recherche z.B. das Suchwort »Tumornachsorge« sowie bei Altavista http://www.altavista.de/ die Suchwortkombination »Tumor* Nachsorge*« bzw. »Krebs Nachsorge*«.

Palliative Therapie und Hospize

Die meisten Krebsleiden sind in den fortgeschrittenen, metastasierten Stadien mit den derzeitigen therapeutischen Möglichkeiten nicht dauerhaft heilbar. In diesem Fall wird versucht, mit *palliativer Therapie* krankheitsbedingte Symptome und Beschwerden zu lindern. Die Krankheit soll möglichst unter Kontrolle gehalten, Schmerzen sollen gelindert werden. Die Methoden der palliativen Therapie sind ebenso Operation, Bestrahlung bzw. Chemotherapie – nur ist das Ziel nicht mehr die Heilung der Krebserkrankung, sondern die Linderung. Während bei einer Behandlung, die auf Heilung oder Lebensverlängerung abzielt, gewisse Beeinträchtigungen und Neben-

> Durch Palliativmedizin Lebensqualität erhalten

wirkungen in Kauf genommen werden, werden bei einer palliativen Therapie die Behandlungsmöglichkeiten derart eingesetzt, dass Lebensqualität und Wohlbefinden des Patienten erhalten werden können.

Ziel der Hospizbewegung ist es, die Lebensqualität der Patienten zu verbessern, so dass sie in dieser schweren Zeit so bewusst, zufrieden und normal wie möglich leben können. Im Rahmen der Hospizbewegung haben sich unterschiedliche Initiativen entwickelt: Im stationären Bereich das Hospiz und die Palliativstation. Das *Hospiz* ist ein eigenständiges Haus mit dem Schwerpunkt Pflege und Begleitung von Patienten und deren Angehörigen. Die *Palliativstation* ist in der Regel einem Krankenhaus angegliedert oder in ein Krankenhaus integriert. Der Schwerpunkt liegt hier neben der medizinisch-pflegerischen Betreuung in der Schmerztherapie und Symptomkontrolle. Im ambulanten Bereich gibt es einen *Hausbetreuungsdienst*. Der Hausbetreuungsdienst hat das Ziel, die häusliche Versorgung, Umsorgung und Begleitung der im Mittelpunkt stehenden schwerkranken Tumorpatienten und deren Angehörigen zu verbessern. Ausführliche Informationen zur Schmerzbekämpfung und zu Hospizen finden Sie in der Broschüre »Krebsschmerzen wirksam bekämpfen« der Deutschen Krebshilfe unter http://www.krebshilfe.de/ (Rubrik »Ratgeber«).

Eine Internet-Präsentation mit Adressen von Palliativstationen finden Sie unter http://www.palliativ.de/. Weitere Adressen zur Hospizbewegung finden Sie in der umfangreichen Datenbank der Deutschen Hospizstiftung unter http://www.hospize.de/ und die Bundesarbeitsgemeinschaft Hospiz finden Sie unter http://www.hospiz.net/.

Neue Erkenntnisse oder Medikamente zur Schmerzbehandlung können Sie in der Online-Version der Ärztezeitung suchen: http://www.aerztezeitung.de/, Suchworte: »palliativ*«, »krebs AND schmerzen« und bei der Deutschen Schmerzliga, die Sie unter http://www.dsl-ev.de im Internet finden.

Soziale, finanzielle und rechtliche Fragen

Zu den vielen Belastungen, die Patienten und ihren Familien durch die Krankheit entstehen, kommen in der Regel noch soziale und finanzielle Probleme hinzu, die das Gefühl der Aussichtslosigkeit noch weiter verstärken. Doch mit diesen Problemen wird man keineswegs allein gelassen. Leider nutzen jedoch die Ärzte nicht die Gelegenheit, Patienten auf mögliche Unterstützungen und Erleichterungen hinzuweisen und zu beraten. Eine umfassende Beratung finden Sie bei den folgenden öffentlichen Stellen, die gesetzlich verpflichtet sind, Ihnen Auskünfte zu geben und Sie bei Anträgen zu beraten:

Nutzen Sie jede finanzielle und rechtliche Hilfe, die Sie benötigen

– Krankenkassen,
– Rentenversicherungsträger,
– Sozialamt,
– Versorgungsamt,
– Arbeitsamt.

Auch wenn Sie nicht genau wissen, an wen Sie sich mit Ihrer Frage wenden müssen, sind Ihnen diese Sozialleistungsträger bei der Suche nach dem richtigen Ansprechpartner behilflich. Die örtlichen Adressen und Telefonnummern (e-Mail Adressen gibt es in der Regel noch nicht) finden Sie im Internet unter der Internet-Adresse der jeweiligen Stadt oder Gemeinde (z.B. http://www.darmstadt.de/ oder http://www.frankfurt.de/) Viele Städte besitzen bereits ein umfangreiches Informationsangebot zu den wichtigsten Sozialfragen im Internet. Ebenso finden Sie bei den meisten Krankenkassen weiterführende Informationen unter der jeweiligen Internet-Adresse wie etwa http://www.barmer.de/. Die Rentenversicherungsträger finden Sie unter http://www.bfa-berlin.de/ bzw. http://www.vdr.de/rvimweb/. In vielen Fällen wissen die Betroffen überhaupt nicht, welche Möglichkeiten bestehen, aufgrund ihrer Krankheit »Sozialleistungen« in Anspruch zu nehmen. Die folgende Liste soll Ihnen einen Überblick über diese Möglichkeiten bieten:

– Vollständige oder teilweise Befreiung von den Zuzahlungen für Arznei-, Verband- und Heilmittel, Krankenhausaufenthalten, Vorsorge- und Rehabilitationsleistungen sowie Fahrtkosten.

- Zuschüsse für die Pflege in einem Hospiz, eine zeitlich begrenzte häusliche Pflege sowie in besonderen Fällen eine Haushaltshilfe.
- Leistungen für häusliche und stationäre Pflege.
- Rehabilitationsmaßnahmen.
- Bei langfristiger Behinderung oder Beeinträchtigung die Beantragung eines Schwerbehindertenausweises evtl. mit Steuerermäßigungen, Reduzierung von Fernsprech-, Funk und Fernsehgebühren.
- Wirtschaftliche Sicherung durch Krankengeld und Rentenzahlungen.

Fühlen Sie sich nicht als Bittsteller, diese speziellen Hilfen wurden schließlich für Betroffene eingerichtet

Wie Sie sehen, bestehen viele Möglichkeiten, zumindest eine finanzielle Entlastung zu erreichen. Auf jeden Fall sollten Sie sich so früh wie möglich informieren und die notwendigen Anträge stellen. Denn meist sind bei verspäteter Antragstellung keine Leistungen mehr möglich. Bedenken Sie, dass Sie hier nicht um Almosen betteln, sondern Ihre rechtlichen Ansprüche geltend machen. Daher sollten Sie es sich auch nicht gefallen lassen, wenn man Sie wie einen Bittsteller behandelt. Wie in allen anderen Fällen, werden Sie auch hier als zusätzlicher Arbeitsaufwand angesehen. Letztendlich zahlen sich Hartnäckigkeit und ein »dickes Fell« aus. Weitere Informationen erhalten Sie bei den oben genannten Stellen sowie in der Broschüre »Wegweiser zu Sozialleistungen« der Deutschen Krebshilfe, die Sie unter http://www.krebshilfe.de/ (in der Rubrik »Ratgeber«) online einsehen und bestellen können.

VI Verzeichnisse

In diesem Kapitel haben wir versucht, alle wichtigen und informativen Adressen zu bündeln, sinnvoll zu sortieren und kurz zu kommentieren. Sie werden sehen, dass die meisten Adressen nicht nur über das Internet, sondern auch »offline« zu erreichen sind; so müssen Sie gerade in der schwierigen Anfangsphase Ihrer Informationssuche nicht immer gezwungenermaßen auf das neue Medium zurückgreifen. Überdies kann beispielsweise die Broschürenbestellung bei der Deutschen Krebshilfe sowohl per e-Mail als auch auf postalischen Wege erfolgen. Die einzelnen Adressen und Links sind thematisch angeordnet und reichen von allgemeinen Informationen bis hin zu ganz speziellen Anlaufstellen bzgl. einzelner Krebsarten. Natürlich können wir hier keinen Anspruch auf Vollständigkeit erheben. Ziel ist es jedoch, Ihnen auch dann Aktualität zu gewährleisten, wenn das Buch schon etwas älter ist.

Verzeichnis der Internet-Adressen

Links zum Einstieg

Krebsinformationsdienst (KID)
Deutsches Krebsforschungszentrum Heidelberg
Im Neuenheimer Feld 280, 69120 Heidelberg
http://www.krebsinformation.de/

Die online einsehbaren Texte des KID erstrecken sich auf alle Themengebiete, die für den Patienten von Bedeutung sind (z.B. Diagnose, Therapie und Nachsorge). Zusätzlich bietet der KID einen kostenlosen und anonymen telefonischen Krebsinformationsdienst. Am Telefon sprechen Sie mit qualifizierten Mitarbeitern aus verschiedenen Berufen des Gesundheitswesens, die direkten Zugriff auf die umfangreiche KID-Datenbank haben und ihr Wissen in regelmäßigen Schulungen und Fortbildungen zum Thema Krebs auf den neuesten Stand bringen. Der KID wird vom Bundesministerium für Gesundheit gefördert und zusätzlich vom Sozialministerium des Landes Baden-Württemberg unterstützt. Die Website des KID ist u.E. der wichtigste Einstiegspunkt für Patienten und Angehörige, die sich über bestimmte Fragen informieren möchten *(Abb. 6.1)*.

Deutsche Krebshilfe e.V.
Thomas-Mann-Straße 40, 53111 Bonn
http://www.krebshilfe.de/

Die 1974 gegründete Deutsche Krebshilfe e.V. fördert u. a. Projekte zur Verbesserung der Diagnose, Therapie, Nachsorge und Selbsthilfe. Sie hilft, die personelle und sachliche Ausstattung beispielsweise in Kliniken zu verbessern und Notstände in Therapie-, Forschungs- und Rehabilitationseinrichtungen zu beheben. Ebenso erhalten durch ihre Krebskrankheit in Not geratene Menschen Beratung, Hilfe und im begründeten Einzelfall finanzielle Unterstützung. Die Deutsche Krebshilfe und ihre Dr.-Mildred-Scheel-Stiftung für Krebsforschung fördern zahlreiche innovative Forschungsprojekte mit dem Ziel, neue Therapien und Diagnoseverfahren gegen Krebs zu entwickeln. Das Internet-Angebot bietet unter anderem Online-Broschüren, die sehr ausführlich Entstehung, Diagnose und Therapiemöglichkeiten der einzelnen Krebserkrankung (jeweils bis zu 20 Bildschirmseiten) erklären. Sie können diese Broschüren aber auch kostenlos bei der Deutschen Krebshilfe bestellen. Daneben finden sich ein Fachwörterlexikon, Literaturtipps und u. a. die Telefonnummer des kostenlosen Beratungsdienstes für Krebspatienten und deren Angehörige.

Deutsche Krebsgesellschaft e.V.
Hanauer Landstraße 194, 60314 Frankfurt
http://www.krebsgesllschaft.de/

Die Deutsche Krebsgesellschaft e.V. ist die größte onkologische Vereinigung und gleichzeitig eine der ältesten wissenschaftlichen Fachgesellschaften Deutschlands. In 23 verschiedenen Arbeitsgemeinschaften erforschen Mediziner und Naturwissenschaftler die grundlegenden Mechanismen der Krebsentstehung, entwickeln neue Diagnosemethoden und Therapieformen und verbessern die Prävention und Nachsorge von Tumorerkrankungen. Ziele und Aufgaben der Deutschen Krebsgesellschaft e.V. sind: Unterstützung der klinischen und experimentellen Krebsforschung; Gesundheitsförderung, Krebsprävention und Information über Tumorerkrankungen, Etablierung qualitätssichernder Maßnahmen in der Onkologie, psychosoziale Beratung Krebskranker und ihrer Angehörigen sowie Beratung politischer Gremien in der Gesundheits- und Sozialgesetzgebung.

Daneben gibt es ein Angebot an persönlicher, telefonischer und schriftlicher Beratung von Krebspatienten und deren Angehörigen zu psychologischen, allgemein medizinischen und sozialrechtlichen Fragen.

Die Österreichische Krebshilfe e.V.
http://www.krebshilfe.or.at/.

Die Österreichische Krebshilfe vereinigt als Dachverband die 9 eigenständigen einzelnen Ländervereine. Die Aufgaben der Österreichischen Krebshilfe bestehen u. a. aus der landesweiten Information und Aufklärungsarbeit zur Prävention, Früherkennung und Krebsnachsorge, der Errichtung von Krebshilfe-Beratungszentren in ganz Österreich und der angewandten Gesundheitsforschung.

Schweizerische Krebsliga
http://www.swisscancer.ch/

Die Schweizerische Krebsliga informiert mit Kampagnen, Aktionen und Broschüren über Krebsrisiken und darüber, wie sie gesenkt werden können. Sie fördert in Zusammenarbeit mit Behörden und Ärzten die Früherfassung von Krebserkrankungen und unterstützt aktiv die Krebsforschung. Sie kümmert sich natürlich überdies um krebskranke Menschen vor, während und nach der Behandlung. Besonders empfehlenswert und informativ sind die zahlreichen Informationsbroschüren zu den einzelnen Krebserkrankungen, die auch online angefordert werden können.

PDQ® Behandlungsinformationen für Patienten, MedNews, Universitätsklinik Bonn,
http://www.meb.uni-bonn.de/cancernet/deutsch/

Hier finden Sie patientengerechte verständliche Beschreibungen der zahlreicher Krebsarten mit Darstellung der Stadien und Behandlungsmöglichkeiten. Es handelt sich um Übersetzungen einzelner Internet-Seiten des National Cancer Institute der USA mit ca. 5–10 Bildschirmseiten je Krebsart.

Deutsches Krebsforschungszentrum Heidelberg
http://www.dkfz.de

Das Deutsche Krebsforschungszentrum (DKFZ) Heidelberg ist eine Stiftung des öffentlichen Rechts des Landes Baden-Württemberg und wurde 1964 gegründet. Es handelt sich um eine überregionale Forschungseinrichtung, die sowohl Mitglied der Hermann-von-Helmholtz-Gemeinschaft deutscher Forschungszentren und der Deutschen Forschungsgemeinschaft (DFG) ist. Das DKFZ besteht aus mehreren Abteilungen, deren Arbeitsgebiete Sie unter den einzelnen Forschungsschwerpunkten einsehen können.

Tumorzentrum München
http://www.krebsinfo.de/

Neben patientenbezogenen Informationen zu z.B. Früherkennung und Nachsorge sind besonders die Manuale zu einzelnen Krebsarten hervorzuheben, die medizinische Empfehlungen zu Diagnostik, Behandlung und Nachsorge enthalten.

Der Krebs-Kompass
http://www.krebs-kompass.de/

Der von den Autoren gegründete Krebs-Kompass wird von der Volker Karl Oehlrich-Gesellschaft e.V. getragen und bietet Krebspatienten und deren Angehörigen Unterstützung bei der Krebsinformationssuche im Internet. Neben zahlreichen Links gibt es unter anderem ein Forum und ein schwarzes Brett. Ebenso sind wir jederzeit per e-Mail zu erreichen. Schreiben Sie uns bitte, wenn Sie eine Frage haben!

CancerNet, NCI – National Cancer Institute (USA)
http://cancernet.nci.nih.gov/

Das CancerNet (»Krebsnetz«) des amerikanischen Krebsforschungsinstituts bietet dem Patienten ein außerordentlich umfangreiches Informationsangebot. Hervorzuheben sind hier die PDQ (Physican Data Query), eine umfangreiche Datenbank, in der Sie Informationen zu Diagnose, Behandlung und Forschungsansätzen zu fast jeder Krebsart finden. Wenn es Ihnen keine Schwierigkeiten bereitet, sich mit englischsprachigen Texten zu beschäftigen, sollten Sie diese einzigartige Informationsquelle nicht übersehen.

Therapiestudien

http://www.studien.de/

Auf diesem sog. Studienserver der Deutschen Krebsgesellschaft sind zum einen im »Deutschen Krebsstudienregister« zahlreiche Therapiestudien mit Ansprechpartnern und den sich beteiligenden Kliniken verzeichnet. Es bestehen vielfältige Suchoptionen. Man kann nach einem bestimmten verwendeten Wirkstoff, einen bestimmten Studientyp oder auch nach einem Studienleiter suchen. Zusätzlich bietet die Arbeitsgemeinschaft Urologische Onkologie, ein Organ der Deutschen Krebsgesellschaft, ein spezielles Register mit urologisch-onkologischen Therapiestudien an.

http://cancertrials.nci.nih.gov/

Cancertrials ist die Informationsquelle, bereitgestellt vom National Cancer Institut in Bethesda, Maryland, um Therapiestudien in Amerika zu finden (teilweise sind auch europäische Studien verzeichnet). Sehr ausführlich wird hier einleitend erklärt, was Therapiestudien sind, wie sie vonstatten gehen, ob man daran teilnehmen sollte und auch wie es nach Abschluss der Studie weitergeht. Um eine passende

Studie zu finden, wird zu Beginn mit einer kleinen Suchhilfe eingeleitet. Hauptsächlich sind hier Studien in Amerika und Kanada verzeichnet, die für Europäer nicht zugänglich sind. Hin und wieder findet aber auch eine deutsche Studie Eingang in die Listen des National Cancer Institutes.

Krebswörterbücher

http://www.lifeline.de/roche/

Das Roche-Lexikon Medizin, bereitgestellt auf der Website von LifeLine, ist ein medizinisch-wissenschaftliches Lexikon; es ist überaus hilfreich zur (wissenschaftlichen!) Erläuterung von Fachbegriffen.

http://www.klinik.uni-frankfurt.de/Tumorzentrum/wort.htm

Die wichtigsten onkologischen Termini, die für Krebspatienten relevant sind, werden hier ausführlich und verständlich erklärt.

http://www.brustkrebs-berlin.de/lexikon2.htm

Hier finden Sie ein sehr ausführliches Lexikon, das nicht nur für Brustkrebspatientinnen empfehlenswert ist, da hier insbesondere auch allgemeine Begriffe wie Computertomographie und TNM verständlich beschrieben werden. Ist in einer Beschreibung ein Begriff erwähnt, der selbst im Lexikon erklärt wird, gelangt man durch Anklicken eines Links direkt zu der jeweiligen Beschreibung.

http://www.nds-krebsgesellschaft.de/abc/abc00.htm

Es handelt sich um ein von der Deutschen Krebshilfe e.V. herausgegebenes Lexikon mit über 300 Begriffen zum Thema. Hier werden wesentlich weniger Begriffe erläutert als im Brustkrebslexikon, jedoch ergänzen sich die beiden Lexika sehr gut

Brustkrebs

http://www.brustkrebs.de/

Neben den sehr ausführlichen und anschaulichen Beschreibungen der in der Brustkrebsdiagnostik angewendeten Untersuchungsverfahren werden u. a. Fallbeispiele aus der Klinik und ein nützlicher Fragen-und-Antworten-Katalog bereitgestellt.

http://www.brustkrebs.net/

Dies ist die sehr schön gestaltete Homepage der Brustkrebsinitiative: Hilfe zur Brustgesundheit e.V. Auf der Website werden neben einer ausführlichen Linkliste die Aktionen der Initiative bekanntgegeben und aktuelle Presseartikel zum Thema bereitgestellt. Als Besonderheit gibt es einmal in der Woche einen Chat, in dem sich Patientinnen aktiv austauschen können. Die Anmeldung ist natürlich kostenlos.

http://www.mamazone.de/

Ist eine Initiative des 1999 gegründeten gemeinnützigen Vereins Frauen und Forschung gegen Brustkrebs e.V. Die Vorhaben und Ansätze dieses Vereins liegen darin, Frauen mit Brustkrebs zu unterstützen und zu begleiten. Vor allem möchte die Initiative die Situation von Frauen mit Brustkrebs in Deutschland durch intensivere Prävention und Früherkennung verbessern. Hierin eingeschlossen ist die Förderung von Projekten, die einen intensiven Austausch von Patientinnen, Ärzten und Forschern forcieren.

Hirntumor

http://www.hirntumor.net/

Auf der offiziellen Website der Deutschen Hirntumorhilfe e.V. finden Sie einen täglichen Hirntumor-Chat, ein Hirntumorforum, eine Mailingliste sowie Erfahrungs- und Therapieberichte. Ziel des Vereins ist es, die Information und Aufklärung über Diagnose und Therapie von Hirntumoren voranzutreiben, Wissenschaft und Forschung über Hirntumoren zu fördern, um eine Verbesserung der Lebensqualität zu erreichen und Überlebenschancen von Betroffenen zu erhöhen. Daneben bietet der Verein natürlich auch Beratung und Unterstützung bei der Krankheitsbewältigung und regelmäßige Informationsveranstaltungen für Hirntumorpatienten.

http://www.hirntumor.de/

Neben einer wirklich sehr ausführlichen Linkliste zum Thema Hirntumor (insbesondere Meningeome) gibt es u. a. hilfreiche Informationen zum Schwerbehindertenausweis und zum Sprachmonitoring. Zusätzlich werden einzelnen Hirntumorarten charakterisiert und allgemein mögliche Behandlungsformen erklärt und kommentiert. Eine sehr sympathische private Homepage.

Leukämie

http://www.leukaemie-hilfe.de/

Der Bundesverband Deutsche Leukämie-Hilfe, kurz DLH, wurde 1995 aus 7 regionalen Selbsthilfeorganisationen gegründet. Zweck des Bundesverbandes ist die Förderung der Gesundheitspflege, die Unterstützung von Familien mit Kranken sowie Mitglieds- und anderen Selbsthilfeorganisationen, Öffentlichkeitsarbeit und die Zusammenarbeit mit anderen Institutionen. Auf der Website der DLH werden u.a. eine ausführliche Link- und Literaturliste zur Leukämie, ein nach Postleitzahlen und Alphabet geordnetes Verzeichnis von Selbsthilfegruppen, ein Gästebuch und eine Infozeitung geboten.

http://www.leukaemie-kmt.de/

Auf der Leukämie-Informationsseite von Holger Bassarek finden sich kurz und verständlich alle wichtigen Informationen über die Erkrankung (Arten, Diagnose, Behandlung) und über Blutstammzell- und Knochenmarktransplantation: Wie geht diese vor sich? Wie findet man einen geeigneten Spender? Daneben gibt es ein Lexikon und einen Kalender mit wichtigen Veranstaltungen (Spendertypisierungen) und z.B. Fernsehbeiträgen zum Thema Leukämie.

Hodenkrebs

http://www.hodenkrebs.de/

Bietet für den Patienten eine aktuelle Liste laufender Therapiestudien, aktuelle Literatur zum Thema, allgemeine verständliche Patienteninformationen und ein Glossar, das die wichtigsten Begriffe anschaulich erklärt. Neben speziellen Links und Adressen sind z.B. für den Arzt Empfehlungen zur Behandlung und Diagnostik im PDF-Dokument speicherbar. Dies ist natürlich auch für den Patienten eine wichtige Informationsquelle.

http://homepages.munich.netsurf.de/Peter.Fiebig/peter/

Dies ist ein mit sehr viel Liebe geschriebenes Krankentagebuch eines geheilten Hodenkrebspatienten, der jetzt nach seiner Genesung sein virtuelles Tagebuch weiterführt und u. a. über seine Nachsorge berichtet. Daneben gibt es noch ein Gästebuch und eine kleine Linksammlung. Sehr empfehlenswerter ganz persönlicher Krankheitsbericht.

Multiples Myelom

http://www.myelom-plasmozytom.de/

Diese Website wird von den Leitern der Multiplen Myelom-Plasmozytom-Selbsthilfegruppen gepflegt (diese Selbsthilfegruppen sind in die Deutsche Leukämie-Hilfe integriert). In diesem von den Betreibern genannten Internetmodul erhalten Patienten relevante Informationen zum multiplen Myelom sowie Informationen über Veranstaltungen und Aktivitäten von verschiedenen Selbsthilfegruppen. Zusätzlich werden noch eine kleine Publikationsliste und eine gute Linkliste angeboten.

Morbus Hodgkin

http://www.morbus-hodgkin.de/

Eine Website der Selbsthilfegruppe Morbus Hodgkin, auf der man eigentlich alles und dies sehr ausführlich zum Thema findet. Von allgemeinen Erklärungen, zu Sozialrecht über Buchtipps, werden auch Ansprechpartner der Initiative genannt, die man kontaktieren kann.

Nierenkrebs

http://www.nierenkrebs.de/

Die Website der Deutschen Urologisch-Internistischen Multicenter-Gruppe, ein Zusammenschluss mehrerer bundesweiter Krankenhäuser, richtet sich mit einem konkreten Therapievorschlag an Patienten mit metastasiertem Nierenzellkarzinom.

Schilddrüsenkrebs

http://www.schilddruesenliga.de/

Die Schilddrüsen-Liga Deutschland fördert mit ihrer Initiative aktiv das Wissen um die Krankheiten der Schilddrüse, ihre Vorbeugung, Früherkennung und Behandlung. Darüber hinaus unterstützt die Liga Betroffene bei der Bildung von Selbsthilfegruppen auf örtlicher Ebene. Schilddrüsenkrebskranke finden auf den Seiten der Liga ein spezielles Broschürenangebot, ein Verzeichnis von Selbsthilfegruppen und Hinweise zu Informationsveranstaltungen. Zusätzlich werden neben einer Linkliste ein Forum sowie ein Gästebuch bereitgestellt.

Kinder und Krebs

http://www.kinderkrebsstiftung.de/

Die Deutsche Kinderkrebsstiftung mit Sitz in Bonn hat sich zum Ziel gemacht, die Heilungschancen, Behandlungsmöglichkeiten und die Lebensqualität krebskranker Kinder zu verbessern. Daher fördert die Initiative u. a. Ferienfreizeiten und Seminare und unterhält einen Sozialfonds zur Unterstützung finanzschwacher betroffener Familien. Zusätzlich können Informationsbroschüren direkt auf der Website angefordert und Kontakte über ein Forum mit anderen krebskranken Kindern geknüpft werden.

http://www.onko-kids.de/

Initiator und Projektträger der »onko-kids« ist der Elternverein Heidelberg für krebskranke Kinder e.V. Verwirklicht wird das Projekt an der Kinderklinik Heidelberg in Zusammenarbeit mit der psychosozialen Nachsorgeeinrichtung im Klinikum. Mittels des Internet soll krebskranken Kindern der Kontakt zur Außenwelt durch eine eigene Homepage, einen Chat, Webcams und Unterricht via Internet erhalten bleiben.

---

http://www.stiftung-lichtblicke.de/

Die »Münchner Elternstiftung – Lichtblicke für schwerkranke und krebskranke Kinder« unterstützt kranke Kinder und deren Angehörige. Ziel der Stiftung ist u.a., Krankenhausaufenthalte für alle Betroffene so angenehm wie möglich zu gestalten, anerkannte Forschungsprojekte zu fördern und Fort- und Weiterbildung von Klinikpersonal zu unterstützen.

---

http://www.retinoblastom.de/

Die Seite stellt einen optimalen Leitfaden für Eltern und Betroffene dar. Neben ausführlichen allgemeinen Erklärungen zu Symptomen, Diagnostik und Behandlung eines Retinoblastoms wird ebenso eine umfangreiche Linkliste mit nützlichen Adressen bereitgestellt.

Suchmaschinen

(zu diesem Typ s. Kap. III): sehr umfangreich, aktuelle Ergebnisse, Detailsuche möglich

Name	Altavista
Adresse	http://www.altavista.de/
Sprache	Deutsch
Möglichkeiten	Profisuche, deutsche Seiten, integriertes Verzeichnis von Web.de
Wertung	Umfangreiche internationale Datenbank; sehr gute Abfragemöglichkeiten; relativ aktuell; ungünstige Trefferauswahl

Name	Fireball
Adresse	http://www.fireball.de/
Sprache	Deutsch
Möglichkeiten	Profisuche, nur deutsche Seiten, Detailsuche, Rubrikensuche
Wertung	Äußerst aktuelle Suchmaschine mit hoher Treffergenauigkeit und einfacher Bedienung. Bietet sich insbesondere als Alternative zu den internationalen Suchmaschinen (Altavista etc.) an

Name	Infoseek
Adresse	http://www.infoseek.de/
Sprache	Deutsch
Möglichkeiten	Erweiterte Suche (Länder und Themen), deutsche Seiten
Wertung	Relativ aktuelle Suchmaschine, wobei die gefundenen Seiten recht ungeordnet und nicht nach Treffergenauigkeit gelistet werden. Infoseek wird von T-Online als Suchmaschine verwendet

Name	Lycos
Adresse	http://www.lycos.de/
Sprache	Deutsch
Möglichkeiten	Profisuche mit einem Formular, deutsche Seiten, integriertes Verzeichnis
Wertung	Unspektakuläre Suchmaschine, an der man aufgrund ihres Bekanntheitsgrades nicht vorbeikommt

Excite	Name
http://www.excite.de/	Adresse
Deutsch	Sprache
Profisuche mit einem Formular, deutsche Seiten, integriertes Verzeichnis eines Gesundheitsportals	Möglichkeiten
Excite bietet viele Suchoptionen an. Beispielsweise kann man ausgehend von den Treffern ähnliche Seiten suchen	Wertung
Speedfind	Name
http://www.speedfind.de/	Adresse
Deutsch	Sprache
Profisuche, nur deutsche Seiten, integriertes Verzeichnis von Dino-online.de	Möglichkeiten
Äußerst aktuelle Suchmaschine mit Potenzial	Wertung
Crawler.de	Name
http://www.crawler.de/	Adresse
Deutsch	Sprache
Nur einfache Suche über deutsche Seiten	Möglichkeiten
Außenseiter unter den bekannten deutschen Suchmaschinen Oftmals unpassende Suchergebnisse	Wertung
Northern Light	Name
http://www.northernlight.com/	Adresse
Englisch	Sprache
Internationale Suche vorwiegend in englischsprachigen, aber auch deutschen Seiten; umfassende Profisuche	Möglichkeiten
Der »Polarstern« ist die beste Suchmaschine für alle, die im englischsprachigen Teil des Internet surfen, sich aber nicht nur auf die USA beschränken wollen. Northernlight bietet die einmalige Möglichkeit, anhand von automatisch erstellten Auswahlfeldern, die Suche in die richtige Richtung zu lenken	Wertung

Name	Hotbot
Adresse	http://www.hotbot.com/
Sprache	Englisch
Möglichkeiten	Englischsprachige Suche, Profisuche, Rubrikensuche
Wertung	Internationale Suche mit hoher Treffergenauigkeit für geübte Sucher

Name	Fast Search
Adresse	http://www.alltheweb.com/
Sprache	Englisch
Möglichkeiten	Englischsprachige Suche
Wertung	Mittelmäßige Suchmaschine mit breit gestreuten Ergebnissen Meta-Suchmaschine (zu diesem Typ s. Kap. III): extrem umfangreich, Detailsuche schwieriger

Name	MetaGer
Adresse	http://www.metager.de/
Sprache	Deutsch
Möglichkeiten	Sucht vorwiegend in deutschen Suchhilfen, Auswahl der benutzten Suchmaschinen, Einstellung der Suchgenauigkeit
Wertung	MetaGer gehört sicherlich zu den besten deutschen Suchhilfen. Das Suchergebnis ist meist sehr treffend. Die einzige Einschränkung ist, dass sich MetaGer als Meta-Suchmaschine nur für detaillierte Suchen eignet

Name	Intelliseek
Adresse	http://www.intelliseek.com
Sprache	Englisch
Möglichkeiten	Sucht in den wichtigsten englischsprachigen Suchhilfen
Wertung	Intelliseek ist eine der vielen internationalen Meta-Suchmaschinen, zeichnet sich aber durch die Möglichkeit aus, nur in medizinischen Suchhilfen zu suchen

Verzeichnisse

(zu diesem Typ s. Kap. III): übersichtlich, nicht aktuell, Detailsuche kaum möglich

Yahoo! — Name
http://www.yahoo.de/ — Adresse
Deutsch — Sprache
Pfad: Gesundheit ► Krankheiten ► Krebs — Möglichkeiten
Die Rubrik "Krebs" von Yahoo ist sehr veraltet und wird selten aktualisiert. Da Yahoo jedoch das bekannteste Verzeichnis ist, sollte man dennoch einmal reinsehen — Wertung

Allesklar — Name
http://www.allesklar.de/ — Adresse
Deutsch — Sprache
Pfad: Gesundheit ► Körperkrankheiten ► Krebs — Möglichkeiten
Allesklar zeichnet sich durch den ständigen Ausbau des Verzeichnisses aus. Interessant ist die Möglichkeit, Seiten in einer bestimmten Region oder Stadt zu suchen — Wertung

Dino — Name
http://www.dino-online.de/ — Adresse
Deutsch — Sprache
Pfad: Gesundheit ► Krankheiten ► Krebs — Möglichkeiten
Dino-Online besticht durch die Übersichtlichkeit der Links — Wertung

Web.de — Name
http://www.web.de/ — Adresse
Deutsch — Sprache
Pfad: Medizin ► Krankheiten ► Krebs — Möglichkeiten
Bei Web.de findet man relativ wenige Links zum Thema Krebs — Wertung

Versandbuchhandlungen

Name **Amazon.de**
Adresse http://www.amazon.de/
Sprache **Deutsch**
Wertung **Amazon ist der bekannteste Anbieter. Hier findet man umfangreiche Zusatzinformationen zu den Titeln, beispielsweise Rezensionen von anderen Lesern**

Name **bol.de**
Adresse http://www.bol.de/
Sprache **Deutsch**
Wertung **Die Suche nach einem Buch bei bol.de ergibt teilweise etwas seltsame Suchergebnisse**

Name **Buecher.de/LIBRI**
Adresse http://www.buecher.de/
Sprache **Deutsch**
Wertung **Buecher.de ist nach Amazon der zweitgrößte Versandbuchhändler in Deutschland mit teilweise auch vergriffenen Titeln**

Name **buch.de**
Adresse http://www.buch.de/
Sprache **Deutsch**
Wertung **Bei buch.de erhält man kaum Zusatzinformationen zu den Titeln**

Name **KNO**
Adresse http://www.kno.de/
Sprache **Deutsch**
Wertung **KNO ist hauptsächlich ein Großhändler für Buchhandlungen und verzeichnet im Gegensatz zu Amazon und buecher.de meist nur den Klappentext des Buches**

VLB

http://www.buchhandel.de/

Deutsch

Das Verzeichnis lieferbarer Bücher (VLB) der Deutschen Buchhandelsvereinigung bildet die Basis für diesen Katalog. Hier werden alle im Buchhandel erhältlichen Bücher gelistet. Die Bestellung erfolgt über eine Buchhandlung in Ihrer Nähe.

Anmerkung:
Eine Suche nach dem Stichwort »Lungenkrebs« ergab im VLB 23 Ergebnisse, bei buch.de 11, bei KNO 6, bei Amazon 3, bei buecher.de/LIBRI nur 1 Ergebnis; die Suche bei bol.de brachte 1 Ergebnis, wobei teilweise auch völlig unpassende Bücher gefunden wurden

Thesaurus

Sinn und Zweck des Thesaurus werden bei seiner Beschreibung deutlich: Synonymwörterbuch. Wir möchten dem Suchenden aufzeigen, welche Möglichkeiten bei der Recherche bestehen, mittels alternativer Suchwörter und zahlreicher Wortkombinationen an die gewünschte Information zu gelangen, und die Suche bereits im vorhinein möglichst eng einzugrenzen. Natürlich ist die nachfolgende Liste keineswegs vollständig, aber sie veranschaulicht, wie gut man bereits bei der ersten Suche seine Erfolgschancen mit der Wahl des »genaueren« Wortes, erhöhen kann. Suchen Sie z.B. nicht nach dem Begriff Chemotherapie, wenn sie von ihren Arzt den exakten Namen ihres Chemotherapeutikums erfahren haben. Geben Sie in die Suchmaschinen gleich den konkreten Namen, z.B. Mitomycin-C, ein.

Computertomographie	▶ CT
Kernspintomographie	▶ Kernspinresonanztomographie
	▶ Magnetresonanztomographie
	▶ MRT

Metastase	▶ Tochtergeschwulst
	▶ Fernmetastasen
	▶ Nahmetastasen
	speziell: ▶ Lymphknotenmetastasen
	▶ Lungenmetastasen
	▶ Skelettmetastasen
	▶ Hautmetastasen
Stadienbestimmung des Krebses	▶ TNM-System
	▶ Staging
	speziell: Ann-Arbor-Klassifikation bei Hodgkin-/Non-Hodgkin-Lymphomen
Korpuskarzinom	▶ Endometriumkarzinom
Biopsie	▶ Gewebeentnahme
	speziell: Beckenkammbiopsie
Strahlentherapie	▶ Bestrahlung
	▶ Radiotherapie
	speziell: Röntgen-, Telekobalt-, und Neutronentherapie
Chemotherapie	▶ Adjuvante Chemotherapie
	▶ Lokale Chemotherapie
	▶ Zytostatikatherapie
	▶ Chemotherapeutikum
	speziell: ▶ Mitomycin-C
	▶ 5-Fluorouracil
	▶ Gemcitabin
	▶ Mithramycin
	▶ Actinomycin-D
	▶ Paclitaxel
	▶ Mitoxantrone
	▶ Dacarbin
Lungenkrebs	▶ Bronchialkarzinom
	▶ Kleinzelliges Karzinom
	▶ Großzelliges Karzinom

	▸ Plattenepithelkarzinom
	▸ Adenokarzinom
	▸ Lungenkarzinom
Blasenkrebs	▸ Blasenkarzinom
	▸ Karzinom des Übergangsepithels
	▸ Plattenepithelkarzinom
	▸ Adenokarzinom
Nierenkrebs	▸ Hypernephrom
▸ Nierenzellkarzinom	
▸ Wilms-Tumor	
▸ Tumoren der Nebenniere	
	▸ Nebennierenadenom
	▸ Nebennierenkarzinom
	▸ Phäochromozytom
Magenkrebs	▸ Magenkarzinom
	▸ Adenokarzinom
	▸ Tubulärer Typ
	▸ Siegelringkarzinom
	▸ Papillärer Typ
	▸ Muzinöser Typ
	▸ Adenosqamöses Karzinom
	▸ Plattenepithelkarzinom
	▸ Undifferenziertes Karzinom

Leukämie	▸ Blutkrebs	
▸ Akute myeloische Leukämie	▸ AML	
▸ Akute lymphatische Leukämie	▸ ALL	
▸ Chronisch myeloische Leukämie	▸ CML	
▸ Chronisch lymphatische Leukämie	▸ CLL	
Darmkrebs		
▸ Dickdarmkrebs	▸ Kolonkarzinom	
▸ Dünndarmkrebs		
▸ Mastdarmkrebs	▸ Rektumkarzinom	
▸ Analkarzinom		

Brustkrebs	▶ Mammakarzinom
	▶ Primäres Mammakarzinom
	▶ Lokalregionäres Rezidiv
	▶ Lokal fortgeschrittenes Mammakarzinom
	▶ Metastasiertes Mammakarzinom
Prostatakrebs	▶ Prostatakarzinom
▶ Hautkrebs	▶ Melanom
▶ Schwarzer Hautkrebs	▶ Malignes Melanom
▶ Basaliom	▶ Basalzellkarzinom
	▶ Basalzellepitheliom
▶ Dermatofibrosarcoma protuberans	
▶ Kaposi-Sarkom	
▶ Kutanes Lymphom	
▶ Merkelzell-Karzinom	▶ Kutanes endokrines Karzinom
Krebsrisiko	▶ Krebsrisikofaktoren
	▶ Krebserregende Stoffe/Substanzen
Hodenkrebs	
▶ Seminom	▶ Reines Seminom
	▶ Spermatozytisches Seminom
	▶ Undifferenziert-anaplastisches Seminom
▶ Nichtseminom-Hodentumoren	▶ Embryonales Karzinom
	▶ Embryonales Karzinom mit Teratom
	▶ Teratokarzinom
	▶ Teratom
	▶ Chorionkarzinom
	▶ Yolk-Sack-Tumoren
	▶ Rhabdomyosarkom
	▶ Gonadoblastom
	▶ Dermoidzyste
	▶ Polyembryom

Müdigkeit bei Krebs	▶ Fatigue
Selbsthilfegruppe	▶ Vereinigung
	▶ Verein
	▶ Gesprächskreis
	▶ Erfahrungsaustausch
Schilddrüsenkrebs	▶ Schilddrüsenkarzinom
▶ Medulläres Schilddrüsenkarzinom	▶ Struma maligna
	▶ C-Zell-Karzinom
Malignes Lymphom	▶ Hodgkin-Lymphom
	▶ Hodgkinsche Krankheit
	▶ Morbus Hodgkin
	▶ Non-Hodgkin-Lymphom
	▶ Plasmozytom
	▶ Multiples Myelom
	▶ Haarzellenleukämie
	▶ Chronisch lymphatische Leukämie
	▶ MALT-Lymphom
	▶ Kutanes T-Zell-Lmphom
Hodgkin Lymphom s. maligne Lymphome	
CUP-Syndrom	▶ Metastasen ohne bekannten Primärtumor
Metastasierung	▶ Hämatogene Metastasierung
	▶ Lymphogene Metastasierung
Entfernung der Brust	▶ Ablatio mammae
Ätiologischer Faktor	▶ Verursachender Faktor
	▶ Auslöser
Krebsfrüherkennung	▶ Krebsfrüherkennungsuntersuchung
	▶ Krebsfrüherkennungsprogramm
Sonographie	▶ Ultraschalluntersuchung
Gliom	▶ Bindegewebstumor des Nervensystems
	▶ Stützgewebetumor
Lebertumor	▶ Hepatom

Hormontherapie	► Hormonbehandlung
Lymphom	► Lymph* Geschwulst
Myelom	► Tumor* Knochenmark*
Mykose	► Pilzerkrankung
Maligne	► Bösartig
Benigne	► Gutartig
Osteogenes Sarkom	► Knochentumor
Krebsprävention	► Krebsvorbeugung
	► Krebsprophylaxe
	► Krebsverhütung
Sarkom	► Tumor* Bindegewebe*
Hirntumor	► Gliom
	► Supratentorielles Gliom
	► Astrozytom
	► Ependymom
Knochensarkome	► Osteosarkom
	► Chondrosarkom
	► Leiomyosarkome
	► Maligne Riesenzelltumoren
	► Non-Hodgkin-Lymphome
	► Liposarkome
	► Ewing-Sarkom sowie PNET
	► Malignes Chordom
	► Malignes fibröses Histozytom
	► Rhabdosarkome
Weichteilsarkome	► Malignes Schwannom
	► Liposarkom
	► Malignes fibröses Histozytom
	► Fibrosarkom
	► Synovialsarkom
	► Rhabdomyosarkom
Tumormarker	
► Zelluläre	
Tumormarker	► z.B. Hormonrezeptor einer Zelle

- Humorale Tumormarker
  - Vom Tumor selbst produziert

  Onkofetale Proteine:
  - CEA
  - AFP

  Hormone:
  - Beta-HCG
  - ACTH
  - Calcitonin

  Antigene:
  - PSA
  - SCC
  - TPS
  - TPA
  - MCA

  Carbohydrate Antigene:
  - CA 19-9
  - CA 125
  - CA 50
  - CA 72-4
  - CA 15-3

  Enzyme:
  - AP
  - LDH
  - NSE
  - SP

Sachverzeichnis

Abstracts 109
ActiveX-Controls 50
Adenokarzinom 20
akute myeloische Leukämie 21
alternative Therapien 59
AML 21
Anfragen via e-Mail 61
Antiviren-Programme 48
Apoptose 14
Archivieren von Informationen 78
Arzneimittel im Internet 93
Arzt bleibt Ansprechpartner 53
Auswerten von Suchergebnissen 78
benigne 14
bösartig 14
Beratungsstellen 111
Bibliotheken 102
Bookmarks 79
Browser 26, 30, 49
Bug-Fixes 50
chronisch lymphatische Leukämie 21
CLL 21
CML 21
DENIC 92
DNA 13
Dokumentenlieferdienst 109
Domain 30
Entartung von Zellen 13
Erbgut 13, 19
Fachzeitschriften 109

Gebärmutterhalskrebs 13
Gesundheitsämter 112
gutartig 14
Hauttumor 21
Helicobacter pylori 13, 17, 19
Hirntumor 19
Hyperlinks 26
Immunsystem 14
Internet-Buchhändler 106
Internet-Explorer 25
Inzidenzrate -8
IP-Nummer 46
Java 50
Java-Applets 50
Karzinogene 17
Kommunikation via e-Mail 39, 94
Krebsberatungsstellen 111
Krebstelefone 111
Krebszelle 14
Lesezeichen 79
Links 27
Magenkrebs 13
Mailingliste, Abmeldung 98
Mailingliste, Anmeldung 98
maligne 14
malignes Melanom 22
Median 8
Medline 76
Metastase 15
Meta-Suchmaschinen 45
Meta-Tags 41
mikroinvasives Karzinom 20

mittlere Lebenserwartung 9
monoklonal 15
Mortalitätsraten 8
Mündigkeit des Patienten 2
Naphthalin 18
Netiquette 39
Netscape Messenger 26
Nitrosamine 18
Öffnen eines neuen Browser-Fensters 76
Osteosarkom 21
Papillomviren 13, 19
Passwort 49
Patientenbroschüre 101
Phenol 18
Plattenepithelkarzinom 20
Platzhalter 70
Plug-Ins 50
Primärtumor 15
psychosoziale Beratungsstellen 111
radioaktive Strahlung 18
RIPE 92
schwarzer Hautkrebs 21
Schwermetalle 18
Selbstbestimmung des Patienten 4
Selbsthilfegruppen 111
Sicherheit im Internet 50
Sicherheits-Check 48
Sicherheitssoftware 51
Sicherheitsoptionen 50
Sicherheitsprobleme 52

Stadtbibliotheken 102
Suchmaschinen 40, 43, 66
Tochtergeschwür 14
Trojanische Pferde 49
Trunkierung 104
Tumor 14
Tumorviren 19
Tumorzentren 111
Uniform Resource Locator 30
Unseriöse Seiten 90
URL 30
UV-Strahlen 18
Verhaltensweise gegenüber dem Arzt 2, 3
Versenden von e-Mails 35
Verzeichnisse 40, 44
Viren 19
Virenscanner 51
Vorgehensweise bei der Suche 83
Wahl des Suchwortes 66
Website 33
Wörterbücher 106
Wundermittel 93
Zigarettenrauch 18

Alles, was Patienten wissen wollen

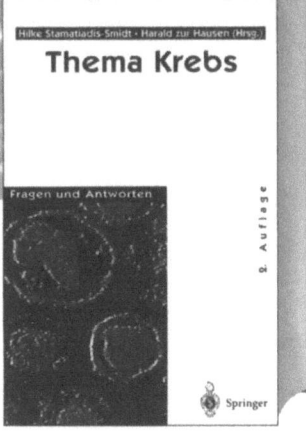

H. Stamatiadis-Smidt, H. zur Hausen,
Deutsches Krebsforschungszentrum,
Heidelberg (Hrsg.)

Thema Krebs

Fragen und Antworten

2., überarb. u. aktualisierte Aufl. 1998.
XXIV, 441 S. Geb.
DM 49,90; sFr 45,-
ISBN 3-540-64353-2

Rund 250.000 mal jährlich rufen Menschen aus ganz Deutschland beim Krebsinformationsdienst an, um Auskünfte zum Thema Krebs zu erhalten. Eine Vielzahl dieser Anrufer können in Einzelgesprächen Antworten auf ihre Fragen zum Thema Krebs erhalten.

Die Autoren fassen in diesem Buch die Erklärungen zu den häufigsten Fragen zusammen:
▶ Was sind die Ursachen der Krebsentstehung?
▶ Welche Risikofaktoren gibt es?
▶ Wie sind die Diagnosemöglichkeiten und die schulmedizinischen sowie alternativen Behandlungsmethoden?

Die neuesten Ergebnisse der Krebsforschung wurden dazu verständlich aufbereitet. Für Betroffene enthält der Anhang Adressen mit Anlaufstellen, Lektüretips und die Erklärung wichtiger Fachbegriffe.

Springer · Kundenservice
Haberstr. 7 · 69126 Heidelberg
Tel.: (0 62 21) 345 - 217/-218
Fax: (0 62 21) 345 - 229
e-mail: orders@springer.de

Preisänderungen und Irrtümer vorbehalten. d&p · BA 41105

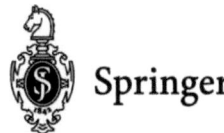 Springer

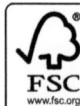

MIX
Papier aus verantwortungsvollen Quellen
Paper from responsible sources
FSC® C105338

If you have any concerns about our products,
you can contact us on
ProductSafety@springernature.com

In case Publisher is established outside the EU,
the EU authorized representative is:
**Springer Nature Customer Service Center GmbH
Europaplatz 3, 69115 Heidelberg, Germany**

Printed by Libri Plureos GmbH
in Hamburg, Germany